Was ist „gute" Demenzpflege?

Was ist „gute" Demenzpflege?
Christoph Held

Wissenschaftlicher Beirat Programmbereich Pflege:
Jürgen Osterbrink, Salzburg; Doris Schaeffer, Bielefeld;
Christine Sowinski, Köln; Franz Wagner, Berlin;
Angelika Zegelin, Dortmund

Christoph Held

Was ist „gute" Demenzpflege?

Verändertes Selbsterleben bei Demenz –
ein Praxishandbuch für Pflegende

2., vollständig überarbeitete und erweiterte Auflage

unter Mitarbeit von
Markus Biedermann   Bernadette Meier
René Buchmann   Geri Meier
Doris Ermini-Fünfschilling Andreas Monsch
Elisabeth Jordi   Silvia Silva Lima
Reto W. Kressig   Bettina Ugolini
Thomas Leyhe

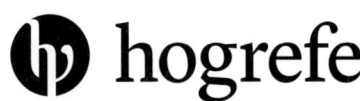

Dr. med. Christoph Held. Heimarzt und Gerontopsychiater, Lehrbeauftragter an der Universität Zürich sowie an verschiedenen Fachhochschulen und Autor von Büchern zum Thema Demenz
E-Mail: christoph.held@bluewin.ch

Wichtiger Hinweis: Der Verlag hat gemeinsam mit den Autoren bzw. den Herausgebern große Mühe darauf verwandt, dass alle in diesem Buch enthaltenen Informationen (Programme, Verfahren, Mengen, Dosierungen, Applikationen, Internetlinks etc.) entsprechend dem Wissensstand bei Fertigstellung des Werkes abgedruckt oder in digitaler Form wiedergegeben wurden. Trotz sorgfältiger Manuskriptherstellung und Korrektur des Satzes und der digitalen Produkte können Fehler nicht ganz ausgeschlossen werden. Autoren bzw. Herausgeber und Verlag übernehmen infolgedessen keine Verantwortung und keine daraus folgende oder sonstige Haftung, die auf irgendeine Art aus der Benutzung der in dem Werk enthaltenen Informationen oder Teilen davon entsteht. Geschützte Warennamen (Warenzeichen) werden nicht besonders kenntlich gemacht. Aus dem Fehlen eines solchen Hinweises kann also nicht geschlossen werden, dass es sich um einen freien Warennamen handelt.

Bibliografische Information der Deutschen Nationalbibliothek
Die Deutsche Nationalbibliothek verzeichnet diese Publikation in der Deutschen Nationalbibliografie; detaillierte bibliografische Daten sind im Internet über http://www.dnb.de abrufbar.

Dieses Werk einschließlich aller seiner Teile ist urheberrechtlich geschützt. Jede Verwertung außerhalb der engen Grenzen des Urheberrechtes ist ohne Zustimmung des Verlages unzulässig und strafbar. Das gilt insbesondere für Kopien und Vervielfältigungen zu Lehr- und Unterrichtszwecken, Übersetzungen, Mikroverfilmungen sowie die Einspeicherung und Verarbeitung in elektronischen Systemen.

Anregungen und Zuschriften bitte an:
Hogrefe AG
Lektorat Pflege
z.Hd.: Jürgen Georg
Länggass-Strasse 76
3012 Bern
Schweiz
Tel: +41 31 300 45 00
E-Mail: verlag@hogrefe.ch
Internet: www.hogrefe.ch

Lektorat: Jürgen Georg, Martina Kasper
Herstellung: René Tschirren
Umschlagabbildung: Michael Uhlmann, Wanzleben-Börde
Umschlag: Claude Borer, Riehen
Illustration (Innenteil): Angela Kramer
Satz: Claudia Wild, Konstanz
Druck und buchbinderische Verarbeitung: Finidr s. r. o., Český Těšín
Printed in Czech Republic

2., vollst. überarb. u. erw. Auflage 2018
© 2018 Hogrefe Verlag, Bern
© 2013 Verlag Hans Huber, Hogrefe AG, Bern

(E-Book-ISBN_PDF 978-3-456-95655-8)
(E-Book-ISBN_EPUB 978-3-456-75655-4)
ISBN 978-3-456-85655-1
http://doi.org/10.1024/85655-000

Inhalt

Danksagung 11
Geleitwort 13
Vorwort zur zweiten Auflage 15

1	**Verändertes Selbsterleben bei Demenz:** **Was bedeutet „gute" Demenzpflege?**	17
1.1	Demenz und „Lebensqualität"	17
1.2	Demenz, Selbsterleben und dissoziatives Erleben	18
1.3	Paradoxe Pflegesituation	19
1.4	Demenz und Würde	19
1.5	Medizinische Diagnostik und Pflegekonzepte	19
1.6	Das „dritte" Auge und Ohr entwickeln	20
1.7	Kann die Qualität der Demenzpflege erfasst werden?	20
1.8	Auf das (schwierige) Zusammenleben kommt es an	21
1.9	Wirklichkeit der Betroffenen versus Kosten ihrer Pflege	22
1.10	Zitierte und weiterführende Literatur	23
2	**Verändertes Selbsterleben bei Demenz:** **Dissoziatives Erleben**	25
2.1	Warum hat der Bewohner seinen Kaffee trotzdem getrunken? ..	25
2.2	Was bedeutet „Selbst"?	26
2.3	In welchen Hirnregionen „wohnt das Selbst"?	27
2.4	Was geschieht mit dem „Selbst" in der Demenz?	27
2.5	Was bedeutet „Dissoziation"?	28
2.6	Konsequenzen von dissoziativem Erleben	28
2.7	Glücklich ist, wer vergisst?	29
2.8	Dabei sein, ohne etwas zu erklären und zu wollen	30
2.9	Zitierte und weiterführende Literatur	30

3	**Neuropathologie und Diagnostik der Demenz**	31
3.1	Was bedeutet Demenz?	31
3.2	Demenz ist kein einheitliches Krankheitsbild	32
3.3	Wie entstehen Demenzen?	33
3.4	Worin unterscheidet sich Demenz von „normalem" Altern?	33
3.5	Müssen Pflegende unterschiedliche Demenzformen kennen?	34
3.6	Die Alzheimer-Krankheit	35
3.7	Die frontotemporale Demenz	37
3.8	Die Lewy-Body-Demenz	37
3.9	Die vaskuläre Demenz	37
3.10	Wie wird die Demenz heute und morgen behandelt?	38
3.11	Wie wird Demenz diagnostiziert?	39
3.12	Welche Schweregrade von Demenz gibt es?	39
3.13	Wie wird die Urteilsfähigkeit bei fortgeschrittener Demenz bestimmt?	40
3.14	Zitierte und weiterführende Literatur	42

4	**Verändertes Selbsterleben bei Demenz: Erkennen und Beschreiben**	43
4.1	Was bedeutet „Selbst-Erleben"?	43
4.2	Was ist normales „Selbst-Erleben"?	43
4.3	Was sind „Ich-Störungen"?	44
4.4	Normales „Selbst- oder Ich-Erleben"	44
4.5	Ich-Identität	45
4.5.1	Ausmass autobiografischer Desorientiertheit	46
4.5.2	„Ich-schonende" Pflege	47
4.6	Ich-Vitalität	48
4.6.1	Scheinbare Erstarrung bei fortgeschrittener Demenz	49
4.6.2	Abgrenzung zur Depression	49
4.7	Ich-Aktivität	50
4.8	Ich-Demarkation	51
4.8.1	Virtuelle Medien und Demenz	52
4.8.2	Das Anlügen Demenzkranker	52
4.8.3	Übergang zu wahnhaften Gedanken	52
4.9	Ich-Konsistenz	53
4.10	Ich-Störungen: Nutzen von Beschreibung und Erfassung	54
4.11	Zitierte und weiterführende Literatur	55

5	**Verändertes Selbsterleben bei Demenz:**	
	Waschen und Ankleiden	57
5.1	Auch alltägliche Rituale bestimmen das Selbsterleben	57
5.2	Retrogenese	58
5.3	Körperhygiene unnötig, weil nicht selbstbezogen	59
5.4	Angepasste Alltagsbewältigung und Diskretion	60
5.5	Körperpflege als Basale Stimulation° gestalten	61
5.6	Vereinfachte Pflegeabläufe durch Kreativität	61
5.7	Zitierte und weiterführende Literatur	63
6	**Verändertes Selbsterleben bei Demenz:**	
	Kommunikation	65
6.1	Perspektivenwechsel	65
6.2	Nicht verstehen? Nicht verstanden werden?	67
6.3	Blicke von demenzkranken Menschen	68
6.4	Spirituelle Unterstützung in existenziellen Krisen	69
6.5	Zitierte und weiterführende Literatur	70
7	**Verändertes Selbsterleben bei Demenz:**	
	Essen und Trinken	71
7.1	Interview mit dem Esskümmerer	72
7.2	Genaues Beobachten der Essvorgänge	72
7.3	Essen als basale Stimulation	73
7.4	Biografiebezogene Verpflegung	74
7.5	Fingerfood und Food-Tankstellen	75
7.6	Ich muss ein Esskümmerer sein!	76
7.7	Zitierte und weiterführende Literatur	77
8	**Verändertes Selbsterleben bei Demenz:**	
	Ausscheidung	79
8.1	Verlust der Blasen- und Darmkontrolle	79
8.2	Als Kind trocken und sauber – bei Demenz nass und schmutzig?	83
8.3	Ausscheiden – eine diplomatische Gratwanderung	84
8.4	Zitierte und weiterführende Literatur	85

9	**Verändertes Selbsterleben bei Demenz: Sich-Bewegen**	87
9.1	Gehen-Lernen ist ein langer Prozess	87
9.2	Die geteilte Aufmerksamkeit	88
9.3	Demenz und Sturzgefahr	89
9.4	„Wachwandeln"	89
9.5	Verhindern von Stürzen	89
9.6	Kinästhetik	90
9.7	Musik- und Bewegungsinterventionen	91
9.8	Wege ohne Ziel für Wanderer ohne Ziel?	92
9.9	Zitierte und weiterführende Literatur	92
10	**Verändertes Selbsterleben bei Demenz: Herausforderndes und schwieriges Verhalten**	93
10.1	Was sind „BPSD"?	93
10.2	Warum kommt es zu BPSD?	94
10.3	Wie werden BPSD erfasst und diagnostisch beurteilt?	96
10.4	Medikamentöse Behandlung von BPSD	97
10.5	Psychopharmaka verantwortungsvoll einsetzen	97
10.6	Medikamentenabgabe bei demenzkranken Patienten	99
10.7	Angepasster Umgang mit den Betroffenen	100
10.8	Gezielte Interventionen bei BPSD	102
10.9	Eine Beziehung herstellen	102
10.10	Zitierte und weiterführende Literatur	103
11	**Verändertes Selbsterleben: Sterben**	105
11.1	Pflegende werden alleingelassen	105
11.2	Verändertes Erleben des „eigenen" Sterbens	106
11.3	Das „stumme" Sterben bei Demenz	108
11.4	Pflegerische Sterbebegleitung	108
11.5	Spirituelle Sterbebegleitung	109
11.6	Zitierte und weiterführende Literatur	110

12	**Verändertes Selbsterleben bei Demenz:**	
	Mit Angehörigen sprechen	111
12.1	Beziehungen zwischen Angehörigen und Pflegeteam	111
12.2	Einladung zu Gesprächen und zum Austausch	112
12.3	Angehörige und verändertes Selbsterleben der Betroffenen	113
12.4	Vorbereitete und strukturierte Besuche von Angehörigen	113
12.4.1	Vorbereitung und Ankommen	114
12.4.2	Verweilen	114
12.4.3	Aufbruch	115
12.5	Loslassen des Partners als besondere Herausforderung	116
12.6	Zitierte und weiterführende Literatur	116

13	**Verändertes Selbsterleben bei Demenz:**	
	Lebensraumgestaltung	117
13.1	Leben im Pflegeheim oder zu Hause?	117
13.2	Hat die Wohnform Einfluss auf Demenz?	118
13.3	Was bedeutet demenzfreundliche Architektur?	118
13.4	Betreut zu Hause oder im Heim leben?	119
13.5	Gibt es in Zukunft noch „Demenzabteilungen"?	121
13.6	Wird es in Zukunft „Demenzdörfer" geben?	121
13.7	Die Zukunft „demenzgerechter" Betreuung	122
13.8	Zitierte und weiterführende Literatur	123

Anhang 125
Menschen mit Demenz begleiten, pflegen und versorgen 125
Das Dementia-Care-Programm des Verlages Hogrefe 125
Autoren- und Mitarbeiterverzeichnis 131
Sachwortverzeichnis 135

Danksagung

Mein Dank gilt den Co-Autoren dieses Buches, die ihr Wissen mit mir geteilt haben. Danken möchte ich auch Irene Bopp und Martin Heinze für ihre Anregungen bei der zweiten Auflage.

Ebenso gilt mein Dank zahlreichen MitarbeiterInnen, die mich auf Wesentliches bei der Pflege demenzkranker Menschen aufmerksam gemacht haben, insbesondere danke ich Antonio Gouveia.

Dank auch an Sabine Duschmalé, die mich stets unterstützt hat.

Danken möchte ich Herrn Jürgen Georg, Frau Martina Kasper und Herrn Michael Hermann vom Hogrefe Verlag sowie meiner Schwester Theres Held für die Anregung zu diesem Buch und ihre Begleitung.

Mein spezieller Dank gilt natürlich den Betroffenen und ihren Angehörigen, deren Vertrauen ich genießen durfte.

Geleitwort

Demenz verwirrt – sie verwirrt nicht nur die Betroffenen, sondern alle, die mit ihnen zu tun haben: die Angehörigen, die Pflegenden, die Ärztinnen und Ärzte, die zuständigen Führungspersonen und Politiker, ja die gesamte Öffentlichkeit. Demenz macht Angst, ist unheimlich, bedrohlich. In unklaren, verwirrten Situationen sehnen wir uns nach Halt und klarer Führung. So ist es nicht erstaunlich, dass viele Akteure in der Demenzbetreuung ihr Heil in Pflegesystemen suchen, die einfache Erklärungen und standardisierte Lösungen für die Alltagsprobleme der Menschen mit Demenz anbieten.

Christoph Held geht mit dem vorliegenden Buch einen anderen Weg. Er sucht nicht nach dem „Magic Bullet", der Wundermethode, mit der man die Demenz in den Griff bekommt. Er verlässt sich auf das, was Angehörige, Pflegeteams und andere Fachleute mit ihm zusammen über viele Jahre beobachtet und erfahren haben. Diese Erfahrungen verknüpft er mit neuropsychologischem und psychiatrischem Wissen, damit wir uns besser in die Erlebniswelt der Menschen mit Demenz versetzen können und mit individuell angepassten Maßnahmen die Lebensqualität der Betroffenen verbessern können.

Verlieren Menschen durch eine Demenzerkrankung die integrierende Funktion ihres Gehirns – die zentrale Kontrolle – dann kommt es häufig zu einem dissoziativen Erleben. Für Christoph Held ist die *Dissoziation* der Kernbegriff, mit welchem er demenzielles Erleben deutet. Auch uns Gesunden ist die Dissoziation nicht fremd: Wer ist nicht schon in einer fremden Stadt im Hotelzimmer erwacht und wusste nicht mehr, wo er oder sie ist? Oder vielleicht wurde man von einem Gefühl der *Entgrenzung* überfallen, alles schien plötzlich unwirklich, ausgelöst von zu wenig Schlaf, zu wenig Trinken, zu niedrigem Blutdruck o. ä. (von Experimenten mit gewissen Substanzen gar nicht zu reden). In diesen Zuständen bekommen wir Gesunden eine Ahnung davon, was es heißen könnte, dauernd mit solchen Erlebnissen konfrontiert zu sein.

Viele Verhaltensstörungen von Menschen mit Demenz entstehen dann, wenn wir die Betroffenen durch unsere Handlungen überfordern, weil wir ihr dissoziatives Erleben nicht beachten. Geschickte Pflegende wissen um die Dissoziation, sie kompensieren sie diskret und vermeiden es, die Betreuten zu überfordern. Eine solche Haltung lässt sich nicht in ein Schema einpassen, nicht standardisieren. Es geht um die Qualität der Wahrnehmung und der Kommunikation. Es geht darum, aufmerksam zu sein, zu individualisieren, darum, geduldig warten zu können. Unsere heutige Zeit jedoch will alles messen und quantifizieren; nur das, was in Zahlen ausgedrückt werden kann, ist gültig.

Christoph Held fordert deshalb als Schlussfolgerung eine Leistungserfassung und Finanzierung einer Pflege, die die Komplexität und den hohen Aufwand der Betreuung von Menschen mit Demenz angemessen und mit wenig administrativem Aufwand berücksichtigt. Einer solchen Forderung kann ich mich vorbehaltlos anschließen.

Mit dem Autor verbindet mich die jahrzehntelange Aufgabe der Betreuung von Menschen mit Demenz. Wir haben uns immer wieder im Zwischengebiet zwischen Psychiatrie und Geriatrie getroffen, und es hat mich jedes Mal überrascht, wie wir in grundlegenden Fragen übereinstimmen. Wir sind uns einig, wie wichtig die Gespräche mit den Angehörigen und die Kommunikation im interdisziplinären Team sind. Mich hat berührt, wie sehr Christoph Held die Arbeit des Pflegepersonals wertschätzt, gerade auch von Personen, die nicht aus unserem Kulturkreis stammen. Ich wünsche, dass sein Buch dazu beiträgt, eine aufmerksame und respektvolle Betreuung von Menschen mit Demenz zu verbreiten.

Jean-Luc Moreau-Majer
Belp, im Februar 2013

Vorwort zur zweiten Auflage

Seit dem Erscheinen der ersten Auflage sind fünf Jahre vergangen. In den ersten beiden Jahren wurde das Buch – nach einem überwältigend guten Echo – von so vielen Pflegenden und Angehörigen gelesen, dass es bald einmal vergriffen war.

Nun hätte eine zweite Auflage folgen sollen – aber ich spürte einen inneren Widerstand dagegen. Der Begriff des „dissoziativen Erlebens" bei Demenz hatte zwar das Verständnis der Pflegenden für manche unerklärliche Verhaltensweise von Menschen mit Demenz geebnet, aber es fehlte eine psychopathologische Sprache, mit der diese Verhaltensweisen beschrieben werden konnten. Es dauerte zwei weitere Jahre, bis wir begannen, die wichtige Gruppe der „Ich-Störungen", wie sie Christian Scharfetter in seiner Psychopathologie für Krankheiten aus dem schizophrenen Formenkreis entwickelt hat, auf Bewohner mit mittelschwerer und fortgeschrittener Demenz anzuwenden und sie unter dem Sammelbegriff eines veränderten Selbsterlebens bei Demenz einzuordnen.

Die Anwendung dieser psychopathologischen Hilfskonstruktionen im praktischen Pflegealltag gelang überraschend gut und half beim Überwinden von Schwierigkeiten in der Kommunikation und Pflege mit demenzkranken Menschen. Zahlreiche von den Pflegenden angewendete Pflegeinterventionen erhielten auf einmal einen tieferen Hintergrund. Die Pflegenden verfügten nun zudem über ein Vokabular, mit dem sie diese Interventionen gegenüber Angehörigen oder Vorgesetzten erklären und legitimieren konnten.

Im letzten Jahr vor dem Erscheinen dieser zweiten und stark erweiterten Auflage von „Was ist gute Demenzpflege?" haben wir also nicht nur die Begriffe der Ich-Störungen bei Demenz in einem neuen Kapitel 4 systematisch dargestellt, sondern können auch von Erfolgen bei ihrer Anwendung berichten.

Eine früher erschienene zweite Auflage wäre somit unvollständig gewesen und ich danke dem Hogrefe Verlag, insbesondere aber Herr Jürgen Georg, herzlich für seine grosse Geduld.

Christoph Held
Zürich, im Sommer 2018

1
Verändertes Selbsterleben bei Demenz: Was bedeutet „gute" Demenzpflege?

Silvia Silva Lima, Geri Meier und Christoph Held

Während früher ausschließlich Schreckensbilder des Zerfalls und des Verlustes den Zustand von Patienten mit Demenz beschrieben, wissen wir heute, dass auch bei schweren Gedächtnis-, Denk- und Sprachstörungen eine einigermaßen geglückte Kommunikation mit den Betroffenen möglich ist – wenn auch in veränderter Form. Es käme vor allem darauf an, dass die Umgebung den Ausdruck und das Verhalten der Betroffenen deuten und verstehen kann.

Tag für Tag erleben Pflegende und Angehörige Demenz bei ihren Bewohnern als wechselhaftes und wenig vorhersagbares Geschehen.

Im vorliegenden Buch versuchen wir, den psychiatrischen Hintergrund dieses Geschehens zu beleuchten und pflegerische Maßnahmen davon abzuleiten. Fest steht: Die Pflege von Bewohnern mit Demenz erfordert im Alltag viel Zeit, anstrengende Überlegungen, einschneidende Anpassung, intensive Einfühlung und strapazierte Geduld. Sie widersetzt sich einer normiert ablaufenden Pflege-„Planung".

1.1
Demenz und „Lebensqualität"

Demenz ist eine Begleiterscheinung einer älter werdenden Gesellschaft. Ein Teil der älteren und alten Menschen muss sich in dieser Lebensphase auf körperliche und geistige Beeinträchtigungen einstellen. Wenn wir davon ausgehen, dass alle pflegerische und betreuerische Unterstützung und Anstrengung dem Ziel dienen sollen, die *Lebensqualität* der Betroffenen zu verbessern, so muss zunächst dieser Begriff diskutiert werden. Zu Recht wird in zahlreichen ambulanten und stationären Pflegeinstitutionen die Lebensqualität mit einem *subjektiven Wohlbefinden* derjenigen, die mit einer Demenz leben, in Verbindung gebracht. Der britische Demenzforscher Tom Kitwood (2016) stellt in diesem Zusammenhang vier globale subjektive Zustände vor, welche die Grundlagen allen menschlichen Wohlbefindens ausmachen und auch bei Demenzbetroffenen – zumindest teilweise – gelebt werden können:

- das Gefühl, etwas wert und für andere wichtig zu sein,
- das Gefühl, etwas tun zu können,
- das Gefühl, mit andern noch in Kontakt treten zu können, sie zu erreichen und eine Antwort zu erhalten,
- das Gefühl der Hoffnung oder des Urvertrauens.

Von diesen Grundgefühlen ausgehend sollten demenzkranke Menschen – wie alle anderen Menschen auch – ermutigt und unterstützt werden, in ihrem Leben noch so viel wie möglich für sich selbst und auch für andere zu tun, ihren Tagesablauf selbst zu bestimmen und am Geschehen teilzuhaben.

1.2 Demenz, Selbsterleben und dissoziatives Erleben

An der schwierigen Erfüllung dieser Forderungen für die Lebensqualität bei Demenz setzen die Schwierigkeiten ein. Denn zerstörerischer als der Verlust des Gedächtnisses, der Orientierung und der Sprache wirken sich die Veränderungen im *Selbsterleben* der Betroffenen aus. Diese Veränderungen, die wir in den folgenden Kapiteln ausführlicher beschreiben werden, führen bei Demenz nicht nur zum allmählichen Vergessen der autobiografischen Zusammenhänge, also „wer man war" und „was man im Leben gemacht hat", sondern oft auch zum Verlust einer zentralen Kontrolle über eigene Wahrnehmung und Handlungen. Es kommt zu einer Art „Filmriss" im eigenen Gedankenstrom.

In einem solchen Zustand, der in der Psychiatrie als *dissoziativer* Zustand bezeichnet wird, können keine Entscheidungen über sich selbst getroffen werden – in sehr späten Phasen der Krankheit können Betroffene kaum mehr entscheiden, ob sie aufstehen oder sitzen bleiben, weiterkauen oder schlucken wollen. Ganz allgemein können durch einen allmählichen Verlust einer zentralen Kontrolle zuerst die komplexeren Aufgaben des täglichen Lebens (z. B. die finanziell-administrativen Angelegenheiten) und später die basalen Aktivitäten des täglichen Lebens (z. B. Sich-Ankleiden, Sich-Waschen) nicht mehr *von selbst* erledigt werden.

Dauern dissoziative Zustände an oder häufen sie sich, wird dem *Selbsterleben* der Betroffenen langsam der Boden entzogen, sodass sie ihre eigenen Veränderungen häufig nicht wahrnehmen, sozusagen *nicht in die Demenz mitnehmen* können, über weite Strecken gleichsam *ahnungslos* sind. Die *Wesensveränderung* des Betroffenen bleibt dann paradoxerweise eine Feststellung, die nur noch Angehörige oder Pflegende machen können.

1.3
Paradoxe Pflegesituation

Wegen diesen Gegebenheiten führt Demenz zu einer *völlig anderen Pflege- und Betreuungssituation* als bei Krankheiten geistig intakter Menschen, die ihre Symptome und die daraus resultierenden Bedürfnisse reflektieren und ihre Entscheidungen, welche Unterstützung sie annehmen oder ablehnen möchten, selber treffen können. Menschen mit fortgeschrittener Demenz dagegen können darüber oft keine eindeutigen und zuverlässigen Angaben machen.

In solchen Situationen bekommt der Begriff *Lebensqualität* eine zusätzliche Dimension. Die *Befragung* der Betroffenen um ihre Befindlichkeit, die oft vergebliche Ergründung ihres eigentlichen „Willens", das Anbieten zahlreicher Auswahlmöglichkeiten können bei den Betroffenen Angst und Leiden noch verstärken. Lebensqualität würde für den Bewohner in dieser Situation bedeuten, dass seine Bedürfnisse durch andere Menschen wahrgenommen, erraten, gedeutet und möglichst erfüllt werden.

1.4
Demenz und Würde

Von außen betrachtet kann eine solche Unterstützung als *Übergriff* aufgefasst werden, als ethischer Fehler, indem die Würde des Betroffenen tangiert sein kann. Gerade bei demenziellen Erkrankungen ist der Appell an die Würde der Betroffenen zwar wichtig und notwendig, hilft aber dem um eine Entscheidung seines Handelns ringenden Helfer im pflegerischen Alltag oft recht wenig. Wenn eine Hilfestellung für einen Menschen mit fortgeschrittener Demenz vor dem Hintergrund der krankheitsbedingten Gegebenheiten geschieht, kann die Würde des Betroffenen aber durchaus gewahrt werden. *Würdelos* – weil Leid verstärkend – hingegen ist es, ihn zu überfordern.

1.5
Medizinische Diagnostik und Pflegekonzepte

Medizinische *Erfassungsskalen*, wie z. B. der häufig verwendete Minimentalstatus nach Folstein, das Zeichnen einer Uhr oder eine Erfassung von Alltagsressourcen, mit denen versucht wird, aufgrund von Ressourcendefiziten einen „Schweregrad" der Krankheit zu erfassen, helfen bei der alltäglichen Betreuung und Pflege oft nicht weiter.

Auch bestimmte *Pflegekonzepte*, die das oft rätselhaft wirkende Verhalten der Betroffenen vor einem bestimmten Hintergrund zu deuten und in ein bestimmtes *Schema* zu zwängen versuchen, z. B., dass ein Bewohner ausschließlich in der „Vergangenheit" lebt und seine Umgebung und Betreuung entsprechend gestaltet werden sollten, müssen hinterfragt werden.

Jeder demenzbetroffene Mensch erlebt seine veränderte Wahrnehmung und fragmentierte Erinnerung nämlich unterschiedlich und verknüpft seine oftmals zerrissenen Gedanken immer wieder neu. Darum erleben Pflegende und Angehörige das Bild der mittelschweren bis fortgeschrittenen Demenz als sehr wechselhaftes Geschehen. Geistige Höchstleistung zeigt sich dann gleichzeitig neben geistiger Fehlleistung. Die Gewissheit über sich selbst und den eigenen Körper kann von einem Moment zum anderen verloren gehen.

1.6
Das „dritte" Auge und Ohr entwickeln

Viele Pflegende und Angehörige von Patienten mit einer Demenz sind über die Jahre der Betreuung wahre Künstler einer hilfreichen, aber *diskreten* Unterstützung geworden und können ihre Patienten mit Zuwendung, nonverbaler Kontaktaufnahme, manchmal mit scheinbar belanglosem Plaudern, mit Vertrauen und Schonung erreichen. Sie haben eine Art *drittes Auge* oder *drittes Ohr* für die Bedürfnisse der Betroffenen entwickelt und können bei ihnen verweilen, ohne ständig etwas zu fragen, zu wollen oder zu erklären. Weil ihnen das veränderte Selbsterleben der Betroffenen geläufig ist, können sie im Alltag am meisten helfen, indem sie den „Filmriss", den die Betroffenen erleben, nicht ständig wieder „zusammenkleben" wollen. Sie akzeptieren dieses Geschehen und fordern weder ein Echo noch eine Bestätigung ihrer Unterstützung.

Weil die Pflegenden darüber hinaus gemerkt haben, dass verändertes Selbsterleben auch mit Angst, Wahn, Halluzinationen und Unruhe verbunden sein kann, wissen sie um die Wirkung von Zuwendung und Begleitung, Schutz und Geborgenheit.

1.7
Kann die Qualität der Demenzpflege erfasst werden?

Dieses *empirische* Wissen der Pflegenden, das wir in diesen gesammelten Beiträgen ausbreiten wollen, entzieht sich häufig einer konzeptuellen Anwendung und einer wissenschaftlichen Auswertung. Die wichtige und berechtigte Frage nach einer „guten" Demenzpflege kann deshalb nicht eindeutig, nicht mit „Evidenz" beantwortet werden. Auch wissenschaftliche Studien mit scheinbar *objektiven* Kriterien, wie z. B. die Menge der verabreichten Medikamente, lassen keine zwingenden Schlüsse zu. Auch die „Zufriedenheit" der Angehörigen ist kein wirklich verlässlicher Parameter. Auch bestimmte Wertehaltungen, wie sie häufig in Pflegeleitbildern festgehalten werden, garantieren in keiner Weise eine „gute" Demenzpflege. Wer träte nicht dafür ein, demenzkranken Menschen *wertschätzend* oder *auf Augenhöhe* zu begegnen? Auch Instrumente zur Qualitätssicherung mit entsprechenden Zertifikaten, die im Lift oder in der Eingangshalle der Pflegezentren hängen, können – wir haben es anlässlich diverser schlimmer Vorkommnisse erlebt, die sich trotz solcher Zertifikate ereignen konnten – eine „gute" Demenzpflege nicht garantieren.

1.8 Auf das (schwierige) Zusammenleben kommt es an

Jenseits dieser Qualitätsdebatte gibt es nämlich in den Pflegeinstitutionen so etwas wie ein *Zusammensein* und sogar *Zusammenleben* der Bewohner mit den Pflegenden. Diese persönlichen Beziehungen, in denen „auf beiden Seiten" Freud und Leid erlebt werden, entziehen sich weitgehend den Konzepten, Strategien, Leistungserfassungen und Studien. Wie aus den verschiedenen Kapiteln ersichtlich sein wird, ist es kein einfaches, sondern ein recht anstrengendes Zusammenleben. Oft fragen wir uns, wie ein Angehöriger oder eine Dauerpflegerin zu Hause all das alleine bewältigen kann – auch wenn die öffentliche Meinung zunehmend die Pflege in den Heimen negativ beurteilt. Auch in der Politik wird aus naheliegenden Gründen einseitig nur noch das Hohelied vom „Zu-Hause-bleiben-Können" gesungen. Die meisten Angehörigen sind aber nach wie vor sehr dankbar, wenn diese komplexen Aufgaben auf mehrere Schultern verteilt werden können.

Auch wenn die Pflegenden im Alltag nach all den Prinzipien arbeiten, über die wir in den einzelnen Kapiteln schreiben, werden sie z. B. nicht selten von einigen Bewohnern kritisiert, beschimpft, an den Haaren gezogen oder sogar am Hintern angefasst. Ständig müssen sie aufpassen, ob die BewohnerInnen einen gefährlichen Gegenstand, wie z. B. ein Feuerzeug, ergreifen, die Blätter einer Zimmerpflanze verzehren oder mit der Faust in den Spiegel über dem Waschbecken schlagen, in dem sie sich offenbar als fremde Personen wahrnehmen. Demenzkranke Menschen pflegen kann sehr belastend sein und noch belastender, wenn diese Steigerungsform überhaupt angebracht ist, ist für die Pflegenden oft noch die Dokumentation dieser zunehmenden Not.

Auf der anderen Seite erleben wir unsere Demenzstationen aber auch täglich als Orte der Entschleunigung, der Ruhe, der Geborgenheit, der heiteren Geselligkeit und der gegenseitigen Anerkennung. „Gute" Demenzpflege würde dann für die Pflegenden in erster Linie bedeuten, eine solche Welt auch *für sich selbst* akzeptieren zu können und sich als Pflegende z. B. nicht schnell und hastig zu bewegen, nicht mehrere Dinge auf einmal zu erledigen, nicht beim Ankleiden des Hemdes schon an die Schuhe zu denken (so etwas merkt der Bewohner), nicht so laut zu rufen oder gar herumzuschreien und vor allem keine schlechte Stimmung und das Gefühl von ständigem Gestresstsein zu verbreiten.

1.9
Wirklichkeit der Betroffenen versus Kosten ihrer Pflege

Das vorangehend Beschriebene ist allerdings leichter gesagt als getan. Denn in den letzten Jahren haben in der Pflege unter dem Mantel der Qualitätssicherung und Kostentransparenz ähnliche Managementwerkzeuge Einzug gehalten wie in der stressgewohnten Unternehmenswelt. Betreuungsleistungen, die sich zuvor aus einem therapeutischen Selbstverständnis heraus gespeist haben, werden bis hin zu den kleinsten Unterstützungen für die Bewohner, z. B. das Verrechnen der Leistung, einen Apfel in mundgerechte Stücke zu zerteilen, quantifiziert und rationiert. Ein Heer von Kontrolleuren hat die Aufgabe, eine von den Kostenträgern der Pflege unterstellte Ineffizienz nachzuweisen. Zahlreiche Pflegende sind in unzähligen Sitzungen mit Prozessbeschreibungen, Planung und Dokumentation des eigentlich Selbstverständlichen beschäftigt, sodass groteskerweise nur noch wenig Zeit für die Bewohner bleibt. Man hat in einigen Pflegezentren manchmal den Eindruck, dass die Dokumentation mehr Zeit einnimmt als die Pflege selbst. „Wozu das alles?", fragen wir uns oft. „Es ist doch nicht so schwer. Wir merken doch von uns aus, wann und wo die Leute Hilfe brauchen."

Für die Menschen mit Demenz bedeutet es jedenfalls einen Rückschritt, wenn durch diese Entwicklung die Grundsätze einer *angepassten, kreativen und therapeutisch wirksamen Demenzpflege* verloren gehen. Und zunehmend melden sich auch Menschen mit Demenz, wie Christine Bryden, Franz Inauen, Helga Rohra, Kate Swaffer und Richard Taylor, selbst zu Wort und fordern „Nichts über uns, ohne uns!"

1.10 Zitierte und weiterführende Literatur

Böhm, E. (2001). *Psychobiographisches Pflegemodell nach Böhm.* Wien: Maudrich.
Bryden, C. (2016). *Nichts über uns, ohne uns!* Bern: Hogrefe.
Folstein, M. F. 1975). Mini-mental-state: A practical method for grading the cognitive state oft patients for the clinician. *Journal of Psychiatric Research* (12), 189–198.
Feil, N. (2005). *Validation. Ein Weg zum Verständnis verwirrter alter Menschen.* München: Ernst Reinhardt Verlag.
Held, Chr. & Ermini-Fünfschilling, D. (2004). *Das demenzgerechte Heim.* 1. Aufl. Basel: Karger.
Inauen, F. (2016). *Demenz – Eins nach dem anderen.* Bern: Hogrefe.
Kitwood, T. (2016). *Der person-zentrierte Ansatz im Umgang mit verwirrten Menschen.* 7. Aufl. Bern: Hogrefe.
Kitwood, T. & Bredin, K. (1992). Towards a theory of dementia care: Personhood and wellbeing. *Ageing Society* (112), 269–287.
Swaffer, K. (2017). *„Was zum Teufel geschieht in meinem Hirn?".* Bern: Hogrefe.
Taylor, R. (2011). *Alzheimer und Ich. „Leben mit Dr. Alzheimer im Kopf".* Bern: Verlag Hans Huber.
Taylor, R. (2013). *Hallo Mr. Alzheimer.* Bern: Verlag Hans Huber.

2
Verändertes Selbsterleben bei Demenz: Dissoziatives Erleben

Doris Ermini-Fünfschilling und Christoph Held

In einem Heim stellt eine Pflegeassistentin einem Bewohner einen Kaffee auf den Tisch. „Dieser Kaffee ist noch zu heiß, Herr Huber, warten Sie noch ein wenig mit Trinken", sagt die Pflegende und der Patient nickt mit dem Kopf. Um ihre vorausschauende Fürsorglichkeit abzusichern, ergänzt sie: „Man kann sich mit heißem Kaffee die Lippen verbrennen." „Stimmt", antwortet der Bewohner. „in der Rekrutenschule habe ich mir mit heißem Kaffee grausam den Mund verbrannt." Hierauf wendet sich die Pflegende für einen Augenblick vom Bewohner ab und ist entsetzt als sie sieht, dass er sich bereits Lippen und Mund verbrüht hat. Auf ihre empörte Frage: „Was habe ich Ihnen nun gerade gesagt?", antwortet Herr Huber tonlos und wie nebenbei: „Dieser Kaffee ist noch zu heiß zum Trinken. Man kann sich die Lippen verbrennen."

2.1
Warum hat der Bewohner seinen Kaffee trotzdem getrunken?

Er selbst kann es nicht erklären. Versuchen wir uns deshalb anhand dieser Begebenheit klar zu machen, was hier eigentlich geschah. Der Patient verfügte über eine Erinnerung an den heißen Kaffee in der Rekrutenschule, also über Erfahrung, und er verfügte über ein allgemeines Wissen bezüglich der Gefahr von heißem Kaffee. Er verfügte ferner über eine elementare automatisierte Motorik, wie man eine Tasse mit heißem Kaffee ergreift und zum Mund führt. Dass er – bei erhaltener Sehkraft – das ganze Geschehen erblickte und sich inhaltlich adäquat äußern konnte, macht die offensichtliche Fehlleistung noch erstaunlicher, verfügte dieser Patient doch scheinbar über alle notwendigen mentalen Instrumente, um zu warten, bis das Getränk angenehm und gefahrlos zu genießen gewesen wäre.

Was diesem Kaffeetrinker offensichtlich fehlte, war die Fähigkeit, eine blitzschnelle Verknüpfung seiner mentalen Instrumente mit seinen reflexiven Domänen im Gehirn herzustellen, was zur Folge hatte, dass er Erfahrung und Wissen im entscheidenden Moment nicht mehr auf sich selbst beziehen konnte. *Es* in ihm ergriff die Kaffeetasse und trank.

Solch zeitweisem oder länger andauerndem Verlust von *Selbstgewissheit* – von der Gewissheit: „Ich bin es, der Kaffee trinkt", „Ich bin es, der im Pflegezentrum umherwandert", „Ich bin es, der schreit oder Hallo ruft", „Ich bin es, der mich im Spiegel erkennen kann", bis hin zu: „Ich bin es, der stirbt" – begegnen wir im Pflegezentrum bei Menschen mit Demenz jeden Tag. Betroffene, Angehörige und Pflegende müssen hier miterleben, was eigentlich unser Gehirn im Innersten zusammenhält.

2.2
Was bedeutet „Selbst"?

Die Frage nach dem Selbst ist noch immer eines der großen Probleme in der Philosophie, der Psychologie und neuerdings auch in den Neurowissenschaften. Schon im 19. Jahrhundert beschrieb der Philosoph Sören Kierkegaard in seinem Werk „Die Krankheit zum Tode" das Selbst des Menschen als ein „Verhältnis, das sich zu sich selbst verhält". Tatsächlich deuten ja Begriffe wie Selbstbewusstsein, Selbsterkenntnis, Selbstwert oder Selbstgefühl auf die Fähigkeit des Menschen zur denkerischen Rückwendung auf die eigene Person hin. Spätere Philosophen (u. a. Descartes, Kant, Hegel) verstanden unter dem *Selbst* vor allem die Hinwendung des Menschen auf sein geistiges Vermögen, auf die Vernunft. Diese Vorstellung, alles Handeln und Sprechen lasse sich auf solche gedankliche Reflexion zurückführen, wurde später durch Freud mit der Einführung eines *Unbewussten* nachhaltig erschüttert.

In den gegenwärtigen Konzepten des Selbst, wie sie vor allen in den Neurowissenschaften diskutiert werden, ist auf jeden Fall klar, dass ein neurologisches Selbst weit mehr bedeutet als nur der denkerische Bezug auf die eigene Person. Wahrscheinlich ist, dass nicht alle geistigen Prozesse von einem bewusstem Selbsterleben begleitet werden. Ein solches wäre dann eher eine Begleiterscheinung der geistigen Vorgänge, das dem denkenden Menschen das Erleben vermittelt, er selbst denke oder handele. Das scheint uns selbstverständlich und für den Alltag mit seinem banalen Geschehen ist die Gewissheit: „Ich bin es, der am Bankautomaten Geld zieht" oder „Ich bin es, der sich auf die Toilettenschüssel setzt" automatisch vorhanden, ohne dass man sich dessen immer wieder gewahr werden muss. Erst in ihrem für den Betroffenen unmerklichen Entzug, wie wir ihn bei demenzbetroffenen Menschen erleben, tritt der *Verlust dieser Selbstverständlichkeit* (Blankenburg, 1971) in ihrer existenziellen Bedeutung hervor.

2.3
In welchen Hirnregionen „wohnt das Selbst"?

Hirnforscher, z. B. Damasio (2000: 129–130), postulieren ein *Körperselbst* in den sensorischen und motorischen Domänen des Körpers, wohingegen ein *autobiografisches Selbst* mit den Domänen des Gedächtnisses verknüpft sein soll. An die Stelle solcher inhaltsbezogener Konzepte ist nun in den Neurowissenschaften ein *prozessuales Konzept des Selbst* in den Vordergrund gerückt, das sich über alle Domänen des Gehirns erstreckt und in Zusammenhang gebracht wird mit der neuronalen Aktivität in Strukturen, welche die Mittellinie der Hirnrinde sowie die prämotorische Gehirnrinde umfassen, welche in die Steuerung komplexer Handlungen involviert ist. Diese Regionen weisen anatomisch intensive Verknüpfungen mit beiden Gehirnhälften auf, unter anderem mit allen sensorischen Sinnesorganen (z. B. Augen, Ohren, Nase, Tastsinn, aber auch interne Sinnessysteme wie Körpertemperatur oder Blutdruck).

Ein solch *prozessuales Selbst* wäre dann die neurologische Basis für die Aufgabe, die innere und äußere Beziehung eines Individuums zur Umwelt zu definieren und diese, bei entsprechender Aufgabenstellung, z. B. mit den Domänen des Gedächtnisses (Autobiografie, Erfahrung, Erinnerung) oder, etwa bei einem traurigen Ereignis, mit den Domänen der Affekte (ausgedrückte Emotionen) zu verknüpfen.

Zusammenfassend gibt es also kein oberstes Kästchen im Gehirn, in dem ein „Selbst ständig wohnt". Das Gefühl von Selbstgewissheit entstünde demnach nur durch ein komplexes, in jeder Sekunde immer wieder herzustellendes Zusammenspiel verschiedener Domänen im Gehirn. In diesem Sinne verfügen wir auch nicht über eine stabile Identität, auf die wir uns jederzeit verlassen können. Das „Ich" ist, wie es die Dichterin Ingeborg Bachmann (1980) so trefflich formuliert hat, in jedem Moment ein „Ich ohne Gewähr". Jeden Morgen z. B. werden wir nach dem Erwachen, neuropsychologisch betrachtet, neu zusammengesetzt, weshalb ja auch die eigentlich sinnlosen (man kennt sich ja) täglichen Begrüßungen, z. B. das Guten-Morgen-Sagen, für die Psyche so bedeutsam sind.

2.4
Was geschieht mit dem „Selbst" in der Demenz?

Weil bei Demenz diesem oben skizzierten Selbst durch die Zerstörung von Nervenzellen langsam der Boden entzogen wird, können die Betroffenen ihre Veränderung selbst nicht wahrnehmen, sozusagen nicht in die Demenz mitnehmen. Die Wesensveränderung des Betroffenen bleibt dann eine Feststellung, die nur noch Angehörige oder Pflegende machen können.

2.5
Was bedeutet „Dissoziation"?

Unmittelbar erlebt werden kann vom Betroffenen jedoch ein Nachlassen der integrativen Funktionen des Gehirns, ein Verlust einer zentralen Kontrolle. Dieser Zustand wird als *Dissoziation* bezeichnet. Bei dissoziierten Gehirnfunktionen kann, wie im eingangs angeführten Beispiel, Erfahrung als gespeicherte Erinnerung zwar noch abgerufen, aber nicht mehr mit entsprechenden Handlungen verknüpft werden. Häufig sind sich demenzkranke Patienten mit dissoziativem Erleben der Wahrnehmung eines Geschehens nicht mehr bewusst, obwohl ihre Sinne – einzeln abgefragt – völlig korrekt wahrnehmen. Andere sind sich ihrer Handlungen nicht mehr bewusst, obwohl sie völlig normale Bewegungen durchführen.

Dissoziation ist von außen schwierig zu erkennen. Merkmale können ein „leerer" Blick der Betroffenen, ein Zustand der Abwesenheit oder manchmal auch eine Art körperliche Erstarrung sein.

Von außen betrachtet kann es deshalb zu einem Handeln der Betroffenen kommen, das Damasio mit dem Begriff *lack of purpouseful behaviour* (nicht mehr zielgerichtet handeln) qualifiziert. Das ist ein Zustand von scheinbar suchendem, in Wirklichkeit aber ziellosem Wandern, ziellosem Ergreifen von Gegenständen, ziellosem Betrachten. Solche dissoziativen Zustandsbilder werden von der Umgebung oft als wirkliches Suchen oder als innere Unruhe fehlinterpretiert. Es ist dann schwierig, mit einem Menschen in mentaler Dissoziation in Kontakt zu treten. Ihn darüber zu befragen oder gar über ihn bestimmen zu wollen, mündet nicht selten in explosiv anmutende körperliche Abwehr des Betroffenen.

Dissoziation als psychisch-geistiges Phänomen kann auch bei anderen psychiatrischen Krankheiten auftreten, z. B. bei Schizophrenien oder schweren Persönlichkeitsstörungen.

Auch als „normale" menschliche Reaktionsweise kommt dissoziatives Erleben vor, z. B. in lebensbedrohlichen Situationen wie Folter, Verbrechen oder Kriegsereignissen. In solchen Zuständen scheint die Psyche wie vom Körper losgelöst zu sein. Was wir sehen, hören und fühlen, erreicht unser Bewusstsein nicht mehr vollständig, scheint uns unwirklich und kann uns im Moment „nichts anhaben".

2.6
Konsequenzen von dissoziativem Erleben

Das Auftreten von Dissoziation bei demenzieller Entwicklung hat für den Betroffenen und seine Betreuer weitreichende Konsequenzen. Welche seiner widersprüchlichen Wünsche entsprechen nun seinem eigentlichen Willen, zu dessen

Merkmalen eine gewisse Konstanz der Selbstäußerungen gehört? Wie kommt es, dass sich eine Bewohnerin – mit gut erhaltener Sehfähigkeit – sehnlichst einen Strauß roter Nelken wünscht und diese Blumen dann keines Blickes würdigt?

Noch bedeutsamer für die Betroffenen werden dissoziative Zustände bei der Körperwahrnehmung. Die Betroffenen können z. B. keine Verknüpfung mehr herstellen zwischen dem Wahrnehmen von Schmerzen, obschon sie z. B. bei prall gefüllter Harnblase Schmerzen fühlen, und der Selbstgewissheit, an den Schmerzen zu leiden. Schmerz wird nämlich erst dann als Schmerz selbst erlebt, wenn sich der Betroffene im Schmerz auf eine bestimmte Weise zu sich verhält. Während kognitiv intakte Menschen tatsächlich Schmerzen unterdrücken können, leiden demenzkranke Patienten mit unbehandelten Schmerzen oft vor sich hin, was sich in Angst, Wahn, Traurigkeit oder Unruhe äußern kann.

2.7 Glücklich ist, wer vergisst?

Am Schluss dieser Betrachtungen über Selbstverlust und Dissoziation bei Demenz möchten wir uns den schwer fassbaren und wechselhaften Gefühlszuständen der Betroffenen zuwenden. Völlig abwegig ist die verbreitete Annahme, Demenz bedeute für die Betroffenen einfach ein langsames und mehr oder weniger zufriedenes Abgleiten, zunächst in frühere Zeiten, später in einen vergangenheits- und zukunftslosen Zustand. Sicher erleben auch Patienten mit fortgeschrittener Demenz emotional zufriedene Momente. Lachen, Geborgenheit suchen und spontan geäußerte Komplimente an die Nächsten, wie etwa „Du bist ein Lieber", – Worte, die gemäß den Angaben der Angehörigen vor der demenziellen Entwicklung unmöglich gewesen wären – überraschen diese immer wieder.

Andererseits ist gerade der hier beschriebene Verlust der Selbstgewissheit oft mit einem Gefühl des Unheimlichen, dem Gefühl einer stets lauernden Gefahr vor etwas Unbestimmtem verbunden. Von diesem Grauen zeugen oft Bitten der Betroffenen: „Gell, Du lässt mich nicht allein?", „Gell, Du bleibst bei mir?" und repetitive Fragen wie: „Was muss ich machen, was soll ich machen?" belegen Gefühle der Verlorenheit und Ratlosigkeit. Aus dieser *existenziellen* Angst heraus orientieren sich die Betroffenen intuitiv an Begleitern und Angehörigen, die ein stabiles Selbst ausstrahlen und suchen deren Nähe, indem sie ihnen z. B. hinterhergehen. Umgekehrt sind viele demenzbetroffene Menschen unter ihresgleichen häufig affektiv überfordert und gereizt – eine Häufung von zu viel mentaler Dissoziation wirkt sich unter den Betroffenen geradezu ansteckend aus.

2.8
Dabei sein, ohne etwas zu erklären und zu wollen

Angehörige und Pflegende, denen die beschriebenen dissoziativen Zustände bewusst und geläufig sind, können den Betroffenen enorm hilfreiche Unterstützung anbieten. Im Wesentlichen geht es darum, die Wechselhaftigkeit der geistigen und gefühlsmäßigen Zustände zu erkennen, die momentanen Bedürfnisse zu erraten und zu akzeptieren, ohne den Bewohner ständig darüber zu befragen.

Im eingangs erwähnten Beispiel hätte unter anderem sicher dazu gehört, trotz des Wunsches nach heißem Kaffee dieses Getränk so zu servieren, dass es sich gefahrlos hätte trinken lassen, aber im Alltag, wie es uns die Pflegenden und Angehörigen schildern, geht es – wie in den folgenden Kapiteln dargestellt – um weit mehr.

2.9
Zitierte und weiterführende Literatur

Bachmann I. (1980). *Das schreibende Ich*. Frankfurter Vorlesungen. In: Bachmann, I. (1982). Werke 4. München: Piper.

Blankenburg, W. (1971). *Der Verlust der natürlichen Selbstverständlichkeit. Ein Beitrag zur Psychopathologie symptomarmer Schizophrenien*. Stuttgart: Enke.

Brücher, K. (2008). Die Paradoxie des Selbstverlustes aus psychiatrischer Perspektive. In Quadflieg, D. (Hrsg.), *Selbst und Selbstverlust. Psychopathologische, neurowissenschaftliche und kulturphilosophische Perspektiven*. Berlin: Parados.

Damasio, A. (2000): *Ich fühle, also bin ich. Die Entschlüsselung des Bewusstseins*. Berlin: List.

Kierkegaard, S. (2002). *Die Krankheit zum Tode*. Ditzingen: Reclam.

Freud, S. (1971). *Das Ich und das Es*. Gesammelte Werke, Bd. XVII. Frankfurt: S. Fischer.

Romero, B. (2008). Selbsterhaltungstherapie in Rehabilitationsprogrammen und psychoedukative Ansätze für Demenzkranke und betreuende Angehörige. In Förstl, H. (Hrsg.), *Demenzen in Theorie und Praxis*. Berlin, Heidelberg: Springer.

3
Neuropathologie und Diagnostik der Demenz

Andreas Monsch und Christoph Held

3.1
Was bedeutet Demenz?

Demenz kommt aus dem Lateinischen und bedeutet *Entgeistigung*. Auf Deutsch ist die wohl beste Bezeichnung *Hirnleistungsstörung*. Die Demenzen oder Hirnleistungsstörungen entstehen aufgrund von Krankheiten im Gehirn, die im Verlauf zunehmen: Es kommt zu einer Abnahme der geistigen Leistungsfähigkeit (Kognition), zunehmender Pflegebedürftigkeit und zu psychischen Störungen oder Verhaltensstörungen. Die neuen Diagnosekriterien der DSM-5 zeigt **Abbildung 3-1**. Das Diagnostische und Statistische Manual Psychischer Störungen (DSM-5) der American Psychiatric Association (2015, S. 826–881) hat den Begriff der Demenz durch die Bezeichnung der Neurokognitiven Störung (Neurocognitive Disorder,

DSM-5
Neurokognitive Störung (NCD)
aufgrund einer Alzheimer-Erkrankung, Lewy-Körper-Demenz, Frontotemporalen Demenz u.a.

Kognitive Bereiche: komplexe Aufmerksamkeit, Exekutivfunktion, Lernen und Gedächtnis, Sprache, perzeptiv-motorischer Bereich sowie soziale Kognition

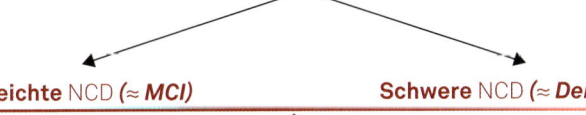

Leichte NCD (≈ *MCI*)	Schwere NCD (≈ *Demenz*)
Kognition: leichte Defizite	Kognition: deutliche Defizite
Kompensation: möglich	Kompensation: nicht möglich
Alltag: unabhängig	Alltag: abhängig

Abbildung 3-1: Unterscheidung von leichten und schweren Formen neurokognitiver Störungen (NCD). Quelle: nach American Psychiatric Association (2015). *Diagnostische und Statistische Manual Psychischer Störungen (DSM-5)*. Göttingen: Hogrefe, S. 814–817.

NCD) ersetzt. Die neuen Diagnosekriterien unterscheiden sich vom DSM-4 dadurch, dass die Gedächtnisstörung nicht mehr ein obligatorisches Leitsymptom darstellt. Das Ausmass *aller* kognitiven Symptome entscheidet zwischen leichter neurokognitiver Störung (früher: Mild Cognitive Impairment **MCI**) und schwerer neurokognitiver Störung (früher: **Demenz**). Die Diagnosekriterien beziehen sich auf die kognitiven Bereiche komplexe Aufmerksamkeit, Exekutivfunktion, Lernen und Gedächtnis, Sprache, Perzeption und Motorik sowie soziale Kognition (APA, 2015, S. 814–817). Trotzdem werden wir zur Vereinfachung des Sprachgebrauchs auch in dieser Auflage unseres Buches von **Demenz** schreiben.

3.2
Demenz ist kein einheitliches Krankheitsbild

Das Wort *Demenz* bedeutet lediglich eine Abnahme der geistigen Leistungsfähigkeit. Demenzen sind durch ganz unterschiedliche, z. B. *neurodegenerative Krankheiten* (Hirnabbauerkrankungen) bedingt. Es kommt zu fortschreitenden Veränderungen im Zentralnervensystem, die mit dem Verlust, dem Zelltod von Nervenzellen und ihren Verbindungen untereinander einhergehen. Die häufigsten Demenzursachen werden in **Tabelle 3-1** dargestellt.

Die wichtigste, weil häufigste Ursache einer Demenz ist die Alzheimer-Krankheit. Ebenfalls häufig sind die gefäßbedingte (vaskuläre) Demenz sowie die Demenz mit Parkinson-Symptomen, die als Lewy-Body-Demenz bezeichnet wird. Seltener sind:
- Demenzen, die nur bestimmte Hirnlappen befallen, wie die so genannte frontotemporale Demenz,

Tabelle 3-1: Grundklassifikation der Demenzen (Quelle: eigene Darstellung)

Degenerative Demenzen	Nichtdegenerative Demenzen
Die häufigsten	
Alzheimer-Krankheit	vaskuläre Demenz
Lewy-Body-Demenz	infektiöse Demenz
frontotemporale Demenz	Prionenkrankheiten: Creutzfeldt-Jacob
Weniger häufig	
Chorea Huntington	Myelinkrankheiten
progressive supranukleäre Paralyse	metabolische Demenzen
kortikobasale Degeneration	Korsakoff (Alkohol)
nigrostriatale Degeneration	Hypovitaminosen
	Endokrinopathien (z. B. Schilddrüse)

- infektiöse Formen, wie die Creutzfeld-Jakob-Demenz, die mit dem Rinderwahnsinn in Verbindung gebracht wird, und
- Demenzen, die durch langjährigen Alkoholmissbrauch entstehen.

3.3
Wie entstehen Demenzen?

Die Veränderungen im Gehirn, welche zu den oben beschriebenen Krankheiten gehören, gehen der Demenz um Jahre, zum Teil um Jahrzehnte voraus. Der wichtigste Risikofaktor für eine Demenz ist das Alter: Ab einem Alter von 60 Jahren verdoppelt sich die Häufigkeit demenzieller Erkrankungen alle fünf Lebensjahre. Verschiedene Faktoren, wie mangelnde Hirndurchblutung oder Hirnverletzungen, können Stress und Schädigungen des Gehirns auslösen. Verschiedene Gene, die wichtige Eiweißstoffe in den Nervenzellen steuern, sind ebenfalls beteiligt. Hohe Zuckerkonzentrationen (Diabetes!) verändern die Eiweißstoffe in ihrer Funktion. Sicher gibt es viele weitere, noch nicht bekannte Faktoren, welche die Entwicklung einer Demenz begünstigen können. Über die Jahre belasten all diese Vorgänge im Gehirn besonders diejenigen Areale, welche eine große Veränderungsfähigkeit aufweisen müssen, weil dort die *Verwaltung und Steuerung des Gedächtnisses* erfolgt.

3.4
Worin unterscheidet sich Demenz von „normalem" Altern?

Nicht immer ist es einfach, die normalen Veränderungen eines alternden Gehirns von denen zu unterscheiden, welche die Ursache für eine Demenz bilden. Bei Demenz kommt es allerdings zu einem erheblich größeren Verlust von Nervenzellen.

In der Bildgebung des Gehirns (z. B. in der Kernspintomographie oder MRI) äußert sich dieser Verlust durch ein Dünner-Werden der Gehirnwindungen, eine deutliche Verbreiterung der Gehirnfurchen und eine Größenzunahme der Gehirnventrikel, die den Liquor, das Gehirnwasser, enthalten. Bei der Obduktion solcher Gehirne zeigt sich dann eine erhebliche Schrumpfung der Gehirnmasse (Atrophie, **Abb. 3-2**).

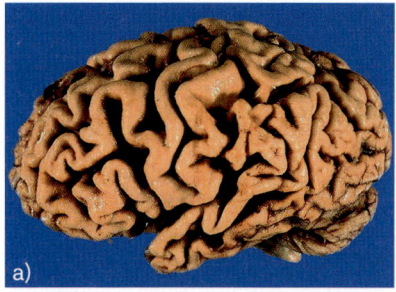 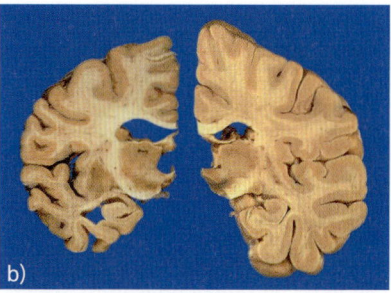

Abbildung 3-2: Atrophie (Verkleinerung durch Zerstörung der Nervenzellen) des Gehirns bei Alzheimer-Krankheit (Quelle: mit freundlicher Genehmigung von Prof. Dr. med. M. Tolnay [Leiter], Institut für Pathologie, Universitätsspital Basel) a) Seitenansicht; b) Querschnitt

3.5
Müssen Pflegende unterschiedliche Demenzformen kennen?

Symptome wie Vergesslichkeit, Desorientiertheit, Störungen der Sprache und des Erkennens, der Planung und der Bewegungsabläufe sowie bestimmte Verhaltensweisen der betroffenen Patienten entsprechen bis zu einem gewissen Grad dem Ort der Hirnatrophie, also des Gewebeverlustes.

Nach dem *Ausmaß* und der *Reihenfolge ihres Auftretens* lassen diese Symptome diagnostische Rückschlüsse auf Art und Schweregrad der Demenz zu. Für den Arzt ist es bedeutsam, kognitive Störungen zu erfassen, die *nicht* demenzbedingt sind, sondern durch Krankheiten entstehen, die behandelt werden können, wie z. B. Depressionen, Vitaminmangelzustände, Hormonmangel oder Infektionen.

Aber auch für die Pflegenden sind solche diagnostischen Rückschlüsse wichtig, da die spezifischen Symptome einer bestimmten Demenzerkrankung die Pflegeplanung wesentlich beeinflussen und den Umgang mit den Betroffenen bestimmen können. Demenzkranke mit Parkinson-Symptomen sind beim Denken und Sprechen stark verlangsamt und wegen ihren motorischen Behinderungen beim Gehen sturzgefährdet. Sie brauchen erheblich mehr Zeit, um beispielsweise eine Frage zu beantworten, und es besteht die Gefahr, dass Pflegende mit ihnen ungeduldig werden.

Patienten mit frontalen Demenzformen benötigen auf Grund von Verhaltensweisen wie Enthemmtheit oder Aggressivität eine ganz andere Pflegeplanung als Patienten mit Alzheimer-Krankheit.

Die unter Pflegenden weitverbreitete Meinung „Demenz ist gleich Demenz" wird den unterschiedlichen neurologischen und psychischen Behinderungen der Patienten nicht gerecht.

3.6
Die Alzheimer-Krankheit

Gehirnveränderungen

Plaques und Tangles sind die beiden Hauptveränderungen im Gehirn, die von Alzheimer beschrieben wurden.

Plaque (Abb. 3-3a) besteht aus einer krankhaften Anhäufung des Zelleiweißes *Beta-Amyloid*, das aus einem für die Hirnzelle notwendigen Vorläufereiweiß entsteht. Mit der Zeit sterben die Nervenzellen, die diese giftige Ablagerung umgeben, ab. Die Plaque enthält zahlreiche Substanzen und Stoffe, die mit Sauerstoffmangel und Entzündungen in Verbindung gebracht werden. Neuere Forschungen betrachten die Plaques auch als Resultat eines gescheiterten Versuchs der Nervenzelle, sich wieder neu zu teilen und zu vermehren.

Tangles (Abb. 3-3b) liegen im Gegensatz zu den Plaques innerhalb der Nervenzellen und bestehen aus extrem abnormalen Fäden, die ein anderes krankhaftes Eiweiß enthalten, das *Tau* genannt wird. Die Tau-Anhäufung führt zum Verlust der Nervenzellstruktur und damit zum Totalausfall der Nervenzelle. Die beiden Eiweiße Tau und Beta-Amyloid können auch im *Liquor*, der Gehirn- und Rückenmarkflüssigkeit nachgewiesen werden. Zudem gibt es heute Möglichkeiten, die Beta-Amyloid-Ablagerungen im Positronen-Emmissions-Tomograph (PET) sichtbar zu machen.

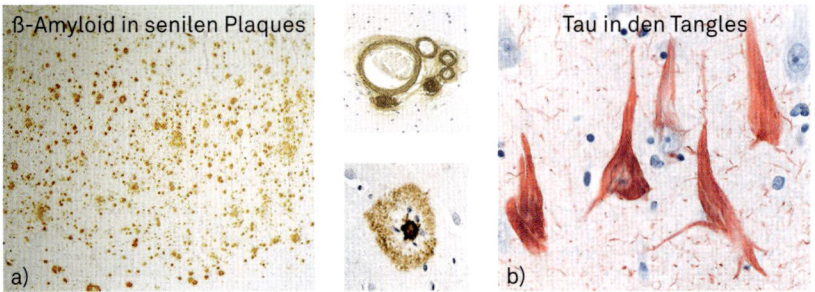

Abbildung 3-3: Plaques und Tangles im Gehirn bei Alzheimer-Krankheit (Quelle: mit freundlicher Genehmigung von Prof. Dr. med. M. Tolnay [Leiter], Institut für Pathologie, Universitätsspital Basel) a) Plaques; b) Tangles

Verläuft die Alzheimer-Krankheit stets ähnlich?

Vor allem die Tangles scheinen sich in der Tat charakteristisch auszubreiten. Sie beginnen in tiefer gelegenen Hirnstrukturen, bis sie schließlich die Hirnrinde erreichen. Das klinische Erscheinungsbild der Demenz nimmt erst relativ spät in diesem Prozess festere Formen an – es ist nicht ungewöhnlich, dass die Gehirnveränderungen dem Ausbruch der Demenz ein Jahrzehnt vorausgehen (**Abb. 3-4**).

Demenz setzt dann ein, wenn die Veränderungen die tieferen Gehirnstrukturen verlassen und sich in höhere Regionen der Gehirnrinde ausbreiten und damit auf- und absteigende Nervenbahnen unterbrechen, welche die einzelnen Gehirnregionen miteinander verknüpfen (**Abb. 3-5**). Bei der Alzheimer-Krankheit sind vor allem Schläfen- und Scheitellappen betroffen. Zu den Symptomen gehören ausnahmslos:
- Vergesslichkeit (neue Dinge können nicht mehr gelernt werden)
- Schwierigkeiten, Probleme zu lösen oder Strategien anzuwenden
- Störungen beim Erkennen von Gegenständen und Menschen
- Probleme bei der räumlichen Wahrnehmung
- Sprachschwierigkeiten.

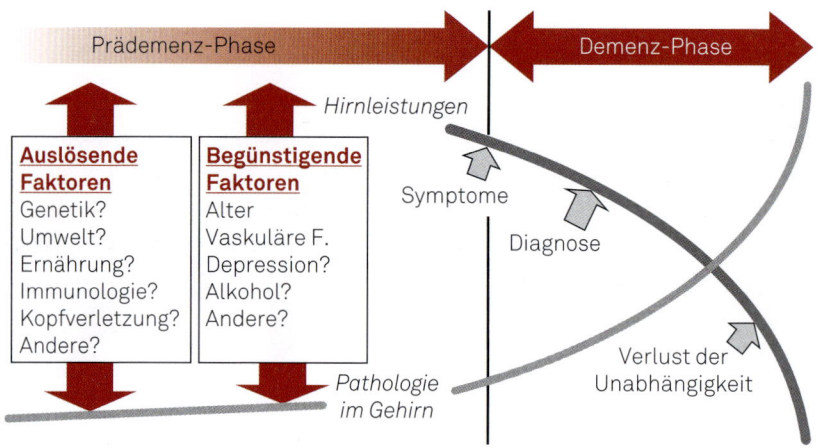

Abbildung 3-4: Modell der Alzheimer-Krankheit (Quelle: mod. n. Katzman/Kawas, 1994:119, mit freundlicher Genehmigung von Prof. Dr. phil A. Monsch, Memory Clinic der Akutgeriatrie, Universitätsspital Basel)

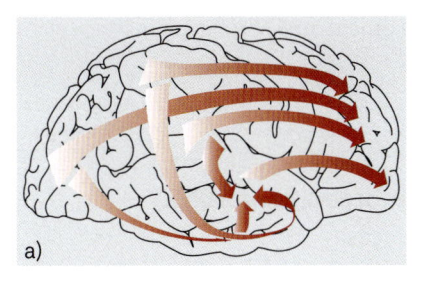

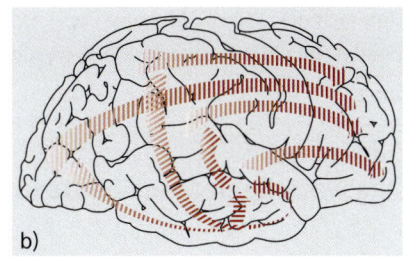

Abbildung 3-5: Unterbrechung aufsteigender (a) und absteigender (b) Nervenbahnen im Gehirn. Held, C. (2013). Was ist „gute" Demenzpflege? Bern: Huber, S. 37.

3.7
Die frontotemporale Demenz

Bei diesen Demenzformen sind in erster Linie Hirnareale des Stirn- und Schläfenlappens betroffen. Sie gehen oft mit schweren Sprachstörungen und Verhaltensstörungen einher. Die meist noch nicht so betagten Patienten können z. B. beim Essen, beim Sprechen oder bei der Sexualität enthemmt sein. Auch kann eine gewisse Rücksichtslosigkeit gegenüber andern Menschen, verbunden mit Uneinsichtigkeit in die eigene Krankheit beobachtet werden.

3.8
Die Lewy-Body-Demenz

Bei der Lewy-Body-Demenz sind ähnliche Areale wie bei der Alzheimer-Krankheit geschädigt. Zusätzlich sind aber auch motorische Hirnkerne betroffen, was dazu führt, dass diese Patienten häufig stürzen und ähnliche Symptome wie Patienten mit Parkinson-Krankheit aufweisen.

3.9
Die vaskuläre Demenz

Die gefäßbedingte (vaskuläre) Demenz ist durch kleinere oder größere Infarkte des Hirngewebes gekennzeichnet. Die kleinen Blutgefäße des Gehirns zeigen arteriosklerotische Veränderungen durch Einlagerungen sowie kleinere Blutgerinnsel (Embolien). Zusätzlich wird die Myelinschicht, welche die Nervenstränge umhüllt, beschädigt. All diese Zerstörungen führen zu einer Art „Kabelbrand" in unterschiedlichen Gehirnregionen, sodass die auf- und absteigenden Nervenleitbahnen im Gehirn unterbrochen werden.

3.10
Wie wird die Demenz heute und morgen behandelt?

Heilende Therapien existieren zu Zeit nicht. Die Behandlung muss sich einerseits auf die Vorbeugung (Prophylaxe) und andererseits auf die Stabilisierung der Symptome beschränken.

Vorbeugend werden mit verschiedenen Medikamenten eine Verbesserung der Hirndurchblutung sowie eine optimale Einstellung von Blutdruck, Blutzucker und Blutfetten angestrebt. Sinnvoll scheint diesbezüglich auch eine gesunde, das heißt vitaminreiche und fettarme Kost zu sein.

Mit der Zerstörung von Nervenzellen kommt es im Gehirn zu einem Mangel an wichtigen Botenstoffen, die zur Weitergabe von Information notwendig sind. Medikamente bzw. Substanzen wie Donepezil, Rivastigmin oder Galantamin erhöhen in Nervenschaltstellen (Synapsen) die Konzentration des Botenstoffes Acetylcholin, womit die geistigen und funktionellen Fähigkeiten vorübergehend stabilisiert werden können. Memantin, ein weiteres Medikament, das zur Verbesserung der geistigen und funktionellen Leistungsfähigkeit eingesetzt wird, schützt die Nervenzelle vor schädlicher Überschwemmung mit Calciumionen und erhöht ihre Fähigkeit, bestimmte Signale des Botenstoffes Glutamat wieder besser zu erkennen.

Die *Forschung* zielt heute vor allem auf eine Verhinderung der Plaquesbildung ab, der eine Schlüsselrolle bei der Ausbreitung der charakteristischen Veränderungen im Gehirn zugesprochen wird. Die Forscher suchen nach einem für den Menschen geeigneten Impfstoff gegen Amyloid, wobei weiterhin ungewiss ist, ob diese Strategie wirklich hilfreich ist oder ob nicht ganz andere Vorgänge im Gehirn in Augenschein genommen werden sollten. Bis heute (Januar 2013) waren alle Versuche, die Alzheimer-Krankheit durch eine Impfung zu behandeln, erfolglos. Für eine zukünftige „Heilung" der Alzheimer-Demenz ist deshalb nur sehr vorsichtiger Optimismus angebracht, wenn man Tausende von Betroffenen und deren Angehörige nicht enttäuschen will.

3.11
Wie wird Demenz diagnostiziert?

Die Untersuchung der Hirnleistungen muss sehr sorgfältig und vor allem bei allen Patienten auf die gleiche Art und Weise (standardisiert) erfolgen. Die Ärzte bzw. Neuropsychologen stellen den Patienten eine Reihe von Fragen und bitten sie, Aufgaben zu lösen. Patienten werden z. B. aufgefordert, in einem Kreis von 10 Zentimetern Durchmesser das Zifferblatt einer Uhr zu zeichnen. Der Untersuchende beobachtet auch, *wie* der Patient die Aufgabe löst. Teilt er den Kreis zuerst ein und schreibt 12, 6, 3 und 9? Schreibt er alle 12 Zahlen hinein? Dann wird der Patient gebeten, die Uhrzeit auf dem gezeichneten Zifferblatt in Zahlen zu schreiben, so wie sie z. B. im Fernsehheft stehen. Weitere Tests untersuchen das Gedächtnis; hier müssen die Patienten Wortlisten lernen und die Wörter nach einer gewissen Zeit aus dem Gedächtnis erneut nennen. Oder dem Patienten werden Bilder von bekannten Gegenständen gezeigt, z. B. Pyramide, Trichter oder Hängematte. Hier wird die Benennfähigkeit getestet. Am Schluss der Untersuchung werden die Resultate ausgewertet und mit den Leistungen von gesunden Menschen verglichen. So kann beurteilt werden, ob die Leistungen noch gesund sind oder nicht.

3.12
Welche Schweregrade von Demenz gibt es?

Der Schweregrad der Demenz wird sowohl nach erhaltenen kognitiven wie funktionellen Ressourcen der Betroffenen definiert.

Die geistigen Fähigkeiten der Betroffenen können mit standardisierten neuropsychologischen Untersuchungen wie der *Minimentalstatus* nach Folstein (Folstein, 1975), die *Uhrzeichnung* (Thalmann et al., 2002), der *Mocca-Test* (Nasreddine ZS et al., 2005) oder *CERAD-Batterie* (Morris JC et al., 1989) qualitativ und quantitativ bestimmt werden. Wir werden in diesem Buch, das sich mit dem Selbsterleben der Betroffenen beschäftigt, nicht näher auf diese Instrumente eingehen (s. Kap. 3.14, weiterführende Literatur).

Die *Clinical Dementia Rating Skala* (CDR) (Morris JC, 1993) unterscheidet in 5 Stufen (0, 0.5, 1, 2, 3) zwischen Gesund, fraglicher, leichter, mittelschwerer und schwerer Demenz. Gewertet werden Gedächtnis, Orientierung, Problemlösungs- und Urteilsfähigkeit, Angelegenheiten des Gemeinswesens, Haus- und Hobbytätigkeiten und die persönliche Pflege. Jede Funktion wird einzeln beurteilt, der Gedächtnisscore hat das grösste Gewicht. Der globale Score wird unter Berücksichtigung der einzelnen Funktionen berrechnet (automat. Berechnung des globalen CDR-Scores: http://www.biostat.wustl.edu/adrc).

In der alltäglichen Praxis wird der Schweregrad am einfachsten durch das Ausmaß der Pflege- und Betreuungsbedürftigkeit definiert. Folgende Stadien werden unterschieden:
- *leichtes Stadium:* Obwohl Arbeit und soziale Aktivitäten deutlich beeinträchtigt sind, bleibt die Fähigkeit, mit entsprechender persönlicher Hygiene und intaktem Urteilsvermögen unabhängig zu leben, erhalten.
- *mittleres Stadium:* Eine selbstständige Lebensführung zu Hause ist mit Schwierigkeiten möglich; ein gewisses Maß an Aufsicht (persönliche Hygiene, Verpflegung, häusliche Ordnung und Reinlichkeit, finanziell-administrative Angelegenheiten) ist erforderlich.
- *schweres Stadium:* Die Aktivitäten des täglichen Lebens sind derart beeinträchtigt, dass eine kontinuierliche Aufsicht, das heißt eine Betreuung in einem Heim, erforderlich ist. Häufig besteht Urin- und Stuhlinkontinenz und zunehmende Immobilität.

Barry Reisberg (1988) entwickelte die funktionellen Schweregrade der Alzheimererkrankung: Der Patient verlernt, in der umgekehrten Reihenfolge, wie er es gelernt hat, gewisse alltägliche Funktionen. Das Erwerben dieser Fähigkeit ist immer einem bestimmten kindlichen Entwicklungsalter zuzuordnen. Der Verlust der erlernten Fähigkeiten folgt einer gleichförmigen Hierarchie und ist irreversibel (**Abb. 3-6**).

3.13
Wie wird die Urteilsfähigkeit bei fortgeschrittener Demenz bestimmt?

Die Urteilsfähigkeit eines Menschen muss immer relativ betrachtet werden. Man ist urteilsfähig immer in Bezug auf eine bestimmte Frage, z. B. ist ein fortgeschritten dementer Mensch noch lange urteilsfähig in Bezug auf die Frage: „Möchten Sie Tee oder Kaffee trinken?" Es kann jedoch sein, dass bereits ein sehr leicht dementer – oder auch ein gesunder – Patient mit der Frage: „Möchten Sie eine Aktiengesellschaft oder eine Obligationengesellschaft gründen?" völlig überfordert ist. Beim Beurteilen der Urteilsfähigkeit in Bezug auf ein bestimmtes Rechtsgeschäft müssen vier Fragen beantwortet werden. Ist der Patient in der Lage,
1. den betreffenden Sachverhalt zu verstehen?
2. den Sachverhalt zu seinen eigenen Wertvorstellungen in Beziehung zu setzen?
3. die Konsequenzen von Alternativen abzuwägen?
4. seine Entscheidung auszudrücken?

3.13 Wie wird die Urteilsfähigkeit bei fortgeschrittener Demenz bestimmt?

Reisberg-klasse	Symptome	Schweregrad
I	keine Symptome	Normales Altern
II	Vergesslichkeit	Normales Altern
III	Versagen bei komplexen Aufgaben in Beruf, Gesellschaft (z.B. Reisen an einen neuen Ort)	Leicht
IV	Benötigt Hilfe bei schwierigen Aufgaben des täglichen Lebens, z.B. Buchhaltung, Einkaufen, Einladungen	Leicht
V	Benötigt Hilfe bei der Wahl der Kleidung	Mittelschwer
VI a	Hilfe beim Ankleiden	Schwer
VI b	Hilfe beim Baden	
VI c	Hilfe bei der Toilette	
VI d	Urininkontinenz	
VI e	Stuhlinkontinenz	
VII a	Sprechvermögen 6 Worte	Sehr schwer
VII b	Kann nicht mehr sprechen	
VII c	Kann nicht mehr gehen	
VII d	Kann nicht mehr sitzen	
VII e	Kann nicht mehr lachen	
VII f	Kann nicht mehr den Kopf halten	

Abbildung 3-6: Funktionale Schweregrade der Alzheimer-Erkrankung: die Reisberg-Skala (Quelle: eigene Darstellung nach Reisberg, 1988)

3.14
Zitierte und weiterführende Literatur

American Psychiatric Association APA (2015). *Diagnostisches und Statistisches Manual Psychischer Störungen (DSM-5)*. Göttingen: Hogrefe, S. 814–817.

Folstein, M. F., Folstein, S. E. & McHugh, P. R. (1975). Mini-Mental State: A practical method for grading the state of patients for the clinician. *Journal of Psychiatric Research, 12,* 189-198.

Förstl, H. (2001). *Demenzen in Theorie und Praxis*. Berlin: Springer.

Hafner, M. & Meier, A. (1998). *Geriatrische Krankheitslehre*. Bern: Verlag Hans Huber.

Held, Chr. & Ermini-Fünfschilling, D. (2004): *Das demenzgerechte Heim*. 1. Aufl. Basel: Karger.

Katzman, R. & Kawas, C. (1994). The Epidemiology of Dementia and Alzheimer Disease, Ch. 8. In

Martin, M. & Schelling, H. R. (2005). *Demenz in Schlüsselbegriffen*. Bern: Verlag Hans Huber.

Morris, J. C. (1993). Clinical Dementia Rating (CDR). *Neurology* 43, 2412-2414.

Morris, J. C., Mohs, R. C., Rogers, H., Fillenbaum, G. & Heyman, A. (1989). Consortium to establish a registry for Alzheimer's disease (CERAD) clinical and neuropsychological assessment of Alzheimer's disease. *Psychopharmacol Bull*. 198824(4), 641-52.

Morris, J. C., Heyman, A., Mohs, R. C., Hughes, J. P., van Belle, G., Fillenbaum, G., Mellits, E. D. & Clark C (1989). The Consortium to Establish a Registry for Alzheimer's Disease (CERAD). Part I. Clinical and neuropsychological assessment of Alzheimer's disease. *Neurology 39*(9): 1159-1165

Nasreddine, Z. S., Phillips, N. A., Bédirian, V., Charbonneau, S., Whitehead, V., Collin, I., Cummings, J. L. & Chertkow, H. (2005). The Montreal Cognitive Assessment, MoCA: a brief screening tool for mild cognitive impairment. *J Am Geriatr Soc*. 53 (4), 695-699.

Reisberg, B. (1988). Functional Assessment Staging (FAST). *Psychopharmacology Bulletin, 24,* 653-659.

Reisberg, B. & Ferris, S. H. (1988). Brief Cognitive Rating Scale (BCRS). *Psychopharmacology Bulletin, 24,* 629-636.

Reisberg, B., Sclan, S., Franssen, E. H., Kluger, A. & Ferris, S. (1994). Dementia staging in chronic care populations. *Alzheimer's Disease and Associated Disorders, 8*(1), 188 – 205.

Terry R. D., Katzman R, & Bick, K. L. (eds.). *Alzheimer Disease*. New York: Raven Press.

Thalmann, B., Spiegel, R., Stähelin, H. B., Brubacher, D., Ermini-Fünfschilling, D., Bläsi, S., Monsch. A. U. (2002). Dementia screening in general practice: Optimized scoring for the Clock Drawing Test. *Brain Aging 2*(2): 36-43.

4
Verändertes Selbsterleben bei Demenz: Erkennen und Beschreiben

Christoph Held

Können wir verändertes Selbsterleben überhaupt erfassen? Selbsterleben bedeutet doch gerade ein Erleben, zu dem niemand anderer als der Betroffene selbst Zutritt hat.

Gibt es Begriffe, die angemessen eine (Fremd)-Beurteilung erlauben und doch dem Erleben des Kranken nahe bleiben?

Es lohnt sich für den Leser, sich durch die folgenden – manchmal etwas kompliziert wirkenden – Hilfskonstruktionen zum Selbsterleben von demenzkranken Menschen durchzuarbeiten. Die Umsetzung sind dann überraschend einfach und erstaunlich wirksam.

4.1
Was bedeutet „Selbst-Erleben"?

Menschliches „Selbst-Erleben" kann als Leistung verstanden werden, das geistige oder körperliche Erleben als *eigenes Erleben* erkennen zu können (Vogeley, K., 2007, Seite 141). Nur wenn ein Mensch dies noch kann, ist er zu kommunikativen Leistungen im Stande, wie z. B. sich in andere Menschen hineinzuversetzen oder den Standpunkt eines anderen Menschen zu erkennen und sogar zu übernehmen. Man mag nach einem Streitgespräch durchaus *seine* Meinung ändern können, was aber voraussetzt, dass man zuvor eine *eigene* Meinung vertreten hat.

4.2
Was ist normales „Selbst-Erleben"?

Ein verändertes Selbsterleben bedeutet, dass der Mensch von einer gewissen Norm abweicht. Diese Denkweise löst möglicherweise bei Angehörigen und Pflegenden Skepsis aus. Der Begriff des veränderten Selbsterlebens soll jedoch die demenzkranken Menschen nicht zusätzlich stigmatisieren oder sie gar als „verrückt" erklären.

Wenn ein demenzkranker Bewohner z. B. den ganzen Tag die Ränder eines Teppichs in seiner Wohnung abläuft, werden wir diese Tätigkeit keinesfalls als „unsinnig" bezeichnen. Für den Betroffenen ist dieses Gehen entlang diesen Linien vielmehr Ausdruck seines veränderten Selbsterlebens. Er reagiert erschrocken und verärgert darauf, wenn wir seine für ihn „sinnvolle" Aktivität unterbrechen oder gar unterbinden möchten.

Wir versuchen also in diesem Kapitel lediglich, das Erleben dieses Teppichrandläufers *in seiner Tiefe zu verstehen* (Scharfetter, 1976, S. 1–8) anstatt einfach von „psychomotorischer Unruhe" oder „Agitation" zu sprechen, die es mit Medikamenten zu unterdrücken gilt.

4.3
Was sind „Ich-Störungen"?

Eine bedeutsame Möglichkeit zur Beschreibung von verändertem Selbsterleben stellt in der Psychiatrie die wichtige Gruppe der sogenannten *Ich-Störungen* dar (Scharfetter, 1976, S. 36 ff.). Scharfetter beschreibt in seiner Psychopathologie für schizophrene Patienten die verschiedenen Qualitäten eines „Ichs", die wir nun im Folgenden detailliert auf demenzkranke Menschen anwenden wollen. Wir werden dabei die Begriffe „Selbst" und „Ich" gleichwertig verwenden.

4.4
Normales „Selbst- oder Ich-Erleben"

Mit einem „Selbst- oder Ich-Erleben" soll demnach umschrieben werden, *wie das Ich seiner selbst bewusst ist* (Scharfetter, 1976, S. 38ff).

Tabelle 4-1: Psychopathologie der Ich-Störungen
(eigene Darstellung in Anlehnung an Scharfetter, 2007)

Das Selbst—Bewusstsein ist die Gewissheit des wachen, bewusstseinsklaren Menschen: Ich bin es selber	
Die Gewissheit der Selbsterfahrung: Ich bin …	
… lebendig	Ich-Vitalität
… eigenständig im Vernehmen und Handeln	Ich-Aktivität
… einheitlich und zusammenhängend	Ich-Konsistenz
… abgegrenzt von anderen Wesen/Dingen	Ich-Demarkation
… der Gleiche im Verlauf des Lebens	Ich-Identität

4.5
Ich-Identität

> **Verändertes Selbsterleben: Störung der Ich-Identität**
>
> - Nicht mehr wissen, wer man ist, keine Gewissheit mehr über sich haben
> - Am Schluss: keine Gewissheit über eigenen Körper verlieren
>
> *Aussagen der Patienten:*
>
> „Ich bin nicht mehr ich", „Ich bin jung", „Ich bin schwanger", „Ich arbeite noch" etc.
>
> *Beobachtung der Pflegenden:*
>
> - Bewohner verirren sich in autobiografischen Zusammenhängen
> - Bewohner können Namen, Alter, Geburtsdatum, familiäre Beziehungen, früherer Beruf nicht mehr angeben
> - Bewohner beziehen Körpersymptome wie Schmerzen, Füllungsdruck von Blase und Enddarm, Hunger, Durst nicht mehr auf sich selbst

Die *Ich-Identität* bezeichnet die Gewissheit auf die *eigene* Erscheinung, auf das *eigene* Alter, das *eigene* Geschlecht oder die *eigene* soziale Stellung. *Ich-Identität* ist bei jedem Menschen, insbesondere jedoch beim alten Menschen, Ergebnis einer langen Geschichte von zahllosen Ereignissen im Leben, die im autobiografischen Gedächtnis gespeichert werden.

Bei aktuellen Herausforderungen wie z. B. der in Kapitel 2 beschriebenen Szene mit dem Kaffeetrinker, ist die *Ich-Identität* überlebenswichtig. Trotz vielen Wechseln in den Lebensbedingungen, z. B. Alter, Ortswechsel, Berufswechsel, Wechsel von Beziehungen, gibt es bei den meisten Menschen im Kern eine natürliche gegebene *Ich-Identität* (Scharfetter, Chr., 1976, S. 38).

Durch die Beeinträchtigung des autobiografischen Langzeitgedächtnisses (Kap. 3) kommt es bei Demenz zu einer zunächst schleichenden – für die Umgebung oft nicht spürbaren – und später allumfassenden Erschütterung und Ungewissheit in Bezug auf die eigene Person (z. B. beim Blick in den Spiegel oder beim Betrachten von Fotografien von sich selbst). Fragen bezüglich dem eigenen Alter können – oft zur Überraschung und manchmal ungläubigen Staunens der Betroffenen selbst – auf einmal nicht mehr präzise beantwortet werden. Einige Patienten müssen sogar darüber lachen, dass sie das eigene Alter nicht mehr angeben können. Sie kommentieren den Verlust dieser *Selbstverständlichkeit* mit Aussagen wie: „Das gibt's doch nicht, das glaube ich ja nicht, dass ich jetzt mein Alter nicht mehr weiss."

Angehörige können mit der Zeit zu fremden Personen werden, bisher selbstverständliche Gewohnheiten zu befremdlichen Ereignissen. Mit der Zeit kann es geschehen, dass frühere Erlebnisse dem Bewohner so „Ich"-fern erscheinen, als gehörten sie einer ganz anderen Person.

4.5.1
Ausmass autobiografischer Desorientiertheit

Hinweise auf das Ausmass autobiografischer Desorientiertheit geben die Fragen nach:
- Vorname, Name, Alter
- Name der Lebenspartner
- Namen der Eltern
- Name der Kinder,
- Geburtsort, Kindheit
- Ausbildung, Adoleszenz
- Beruf, Militär
- Wohnorte
- Freizeitbeschäftigungen
- Zeitgeschehen
- herausragenden Persönlichkeiten

Die verlorenen biografischen Gewissheiten weisen auf die schleichende Zerstörung einer *Ich-Identität* hin. Jeder Mensch – ausser die kleinen Kinder – hat ein *unmittelbares* oder *selbstverständliches* Gefühl, wie alt er ist. Die Angabe des Geburtsdatums hingegen ist oft vom Bewohner „überlernt" und im Wissensgedächtnis noch lange gespeichert. Es kann auch bei fortgeschrittener Krankheit noch lange abgerufen werden.

Viele für die Pflegenden schwierige Situationen mit den Betroffenen können nun besser interpretiert werden. So erstaunt es z.B. nicht, dass ein 95-jähriger Heimbewohner, der früher ein körperlich attraktiver Radrennprofi war und sich selbst als ungefähr 30 Jahre alt bezeichnet, gegenüber weiblichen Pflegenden erotische Angebote macht. Ebenso wenig erstaunt, dass eine 80 Jahre alte Bewohnerin Sorgen um ihre kleinen Kinder äussert und vom Pflegezentrum aufbricht, um für diese zu kochen. Gemäss ihren Angaben ist sie gerade einmal 40 Jahre alt.

Wichtig ist es, nicht nur nach dem Alter der Bewohner zu fragen, sondern generell nach früheren Lebenszusammenhängen. Die Angaben der Betroffenen müssen dann abgeglichen werden mit den Angaben der Angehörigen. Je grösser die Diskrepanz ist, desto eher darf eine schwere Störung der *Ich-Identität* bei den Demenzkranken vermutet werden.

Befragungen zur *Ich-Identität* sollen nicht als Test durchgeführt werden, sondern behutsam und diskret, manchmal „wie nebenher" zu den alltäglichen Verrichtungen. Die Antworten der Bewohner können manchmal unterschiedlich ausfallen, was im Folgeschluss bedeutet, dass ihre *Ich-Identität* durchaus wechselhaft sein kann, auch wenn sie im Gesamtverlauf deutlich abnimmt.

4.5.2
„Ich-schonende" Pflege

Die Feststellung einer Störung von *Ich-Identität* hat bedeutsame Folgen für den Umgang mit dem Betroffenen. So werden wir bei einem Bewohner, der nicht mehr weiss, dass er Herr Müller heisst, fortan diese Anrede vermeiden. Vielleicht fühlt er sich noch von seinem Vornamen angesprochen – später hat er auch diesen vergessen und reagiert verwirrt, wenn wir ihn überhaupt mit Namen ansprechen. Fortan gilt es, den Bewohner in Bezug auf seinen Namen zu schonen, indem man den Namen meidet. Mit Vorteil wird man nun *allgemeine* Anrede- und Redeformen benutzen, um mit dem Bewohner in Kontakt zu kommen. „Jetzt ist es Zeit, den Mantel anzuziehen" heisst es dann z. B. oder „Jetzt ist es Zeit zum Essen". Anstatt einen Bewohner mit dem Namen zum Lavabo zu bitten, kann ein allgemeines „Wasser ist zum Waschen da" vollkommen genügen, um eine Pflegehandlung zu beginnen. Anstelle ständigen Erklärens: „Ich mache Ihnen, Herr Müller, jetzt gerade das und das" – eine Kommunikation, die den schwer demenzkranken Bewohner überfordert und verwirrt – genügen oft *allgem*ein gehaltene Kommentare, z. B. „Pullover geben warm", „Jetzt wird es warm" oder auch nur „warm". Dieses allgemeine Wissen ist im *Wissensgedächtnis* noch gespeichert und kann noch begriffen und abgerufen werden.

Es ist erstaunlich, wie eindeutig die Betroffenen auf eine Kommunikation reagieren, die das *Ich* oder *Selbst* eines Bewohners vor Überforderung schützt, indem sie es schont. Allerdings fällt eine solche Kommunikation vielen Pflegenden zunächst sehr schwer. Entweder schämen sie sich vor ihren Kollegen oder sie fürchten die Reaktionen von Angehörigen oder Vorgesetzten. Umso wichtiger ist es, dass sie mit dem hier verwendeten Vokabular ihre geänderte Kommunikation mit den Betroffenen gegenüber Dritten begründen können.

Es gibt weitere, zahllose praktische Ableitungen aus einer *Ich-schonenden* Pflege und Betreuung von Menschen mit Demenz. Fotografien von Angehörigen können trotz früherer Vertrautheit nicht mehr richtig eingeordnet werden, so dass das Entfernen möglicherweise die Verunsicherung reduziert, auch wenn uns das paradox erscheinen mag. Auch Möbel, Gegenstände oder Bilder, die dem Betroffenen bisher vertraut waren, weil er sie in einen autobiografischen Zusammenhang stellen konnte, können nun für ihn auf einmal fremd und bedrohlich erscheinen. Die ganze Wohnung – also die berühmten eigenen vier Wände – kann dem demenzkranken Bewohner mit Störung der *Ich-Identität* fremd und bedrohlich erscheinen. Viele Angehörige haben Mühe, diesen Widerspruch – das Vertraute wird fremd und das Fremde vertraut – zu akzeptieren. Weitere *Ich-schonende* Anpassungen bei der Pflege und Betreuung von Demenzkranken werden in allen Kapiteln dieses Buch dargestellt, entlang der verschiedenen Aktivitäten des alltäglichen Lebens (ATLs).

Das Beherzigen einer veränderten und als Folge davon überforderten *Ich-Identität* eines Bewohners stellt viele Pflege- und Betreuungskonzepte, die auf den kontinuierlichen Erhalt des autobiografischen Gedächtnisses setzen, *grundlegend in Frage*. So z. B. auch die vorherrschende Meinung, dass Demenzkranke in jedem Fall so lange wie möglich zu Hause bleiben sollen. Besonders Gesundheitspolitiker und Kostenträger singen öffentlich gerne dieses Lied – aus Gründen der Kostenersparnisse und unter dem Deckmantel der „Erhaltung möglichst langer Autonomie". Sie haben keine Ahnung davon, dass im Verlauf der Alzheimerkrankheit leider gerade das Umgekehrte geschieht: Das Eigene schwindet und das Fremde, Erlernte und Allgemeine kann über weite Strecken noch in Erinnerung behalten werden und akzeptiert werden. Die *eigenen* vier Wände können fremdartig und bedrohlich werden, während die *neutralen* Wände einer Institution als Befreiung einer durcheinandergebrachten Biografie erlebt werden. Eine angepasste Demenzpflege kann also bedeuten, sowohl in der Kommunikation mit den Betroffenen wie bei der Lebensraumgestaltung, *im Allgemeinen* zu bleiben.

4.6
Ich-Vitalität

Verändertes Selbsterleben: Störung der Ich-Vitalität

Gefühl des „Nicht mehr seins", Gefühl der „Gefühllosigkeit"

Aussagen der Patienten:

„Ich bin nicht mehr", „Ich bin gestorben", „Lebe ich noch?", „Ich möchte sterben".

Beobachtungen der Pflegenden:

- Bewohner ist oft wie in sich „versunken", Bewohner ist emotional „erstarrt"
- Bewohner ist von Energie anderer abhängig, lebt nur noch auf bei Kontakt und Aktivierung
- Bewohner hat „leeren", nicht mehr „zielgerichteten" Blick, schliesst häufig im Wachzustand seine Augen

Achtung: Abrenzung zur Depression!

Mit *Ich-Vitalität* wird auf die *gefühlsmässige* Gewissheit jedes Menschen verwiesen, als *lebendiges menschliches Wesen zu existieren*. Bei demenzkranken Menschen kann jedoch gerade diese Gewissheit häufig nicht mehr vollständig erlebt werden. Viele demenzkranke Bewohner belegen ihr *leblos* wahrgenommenes Dasein mit Aussagen wie „Ich lebe nicht mehr" oder fragen die Pflegenden „Lebe ich überhaupt noch?".

4.6.1
Scheinbare Erstarrung bei fortgeschrittener Demenz

Bei Bewohnern, die nicht mehr über ihre Befindlichkeit sprechen können, beobachten die Pflegenden eine psychomotorische Erstarrung, häufig verbunden mit einem Blick, der wie abwesend und ziellos wirkt. Dieser Zustand eines emotionalen *Freezings* kann häufig durch persönliche Zuwendung der Angehörigen oder der Pflegenden augenblicklich wie „aufgelöst" werden. Die Betroffenen haben wieder einen wachen und zielgerichteten Blick, können Antworten geben und reagieren auch emotional, z. B. mit lachen oder weinen. Diese luziden Momente können Angehörige zutiefst verunsichern, auch wenn sie Lichtblicke sind, da sie im Krankheitsverlauf nicht richtig eingeordnet werden können.

Die Betroffenen sind also nicht nur bei den alltäglichen Verrichtungen wie Waschen oder Essen, sondern auch in ihrer Lebens-Selbstverständlichkeit, eben ihrer *Ich-Vitalität* von der energetischen Zufuhr ihrer Umgebung *existentiell abhängig*.

4.6.2
Abgrenzung zur Depression

Wichtig ist dabei die Unterscheidung zur Depression. Die *depressive Erstarrung* eines Bewohners ist über weite Strecken des Tages konstant und lässt sich nicht einfach durch persönliche Zuwendung auflösen. Ausserdem kommen bei der Depression typische Krankheitszeichen hinzu: Rückzug von gemeinschaftlichen Aktivitäten, Gemütsverstimmung und Traurigkeit, plötzliches Ausbrechen in Tränen, Freudlosigkeit und Selbstvorwürfe. Zielführend in der Beurteilung Depression sind auch vegetative Symptome wie Appetitlosigkeit mit Gewichtsabnahme, Verstopfung, Ein- und Durchschlafstörungen sowie häufiger Toilettengang ohne wirkliche Miktion.

Oft fällt allerdings die Abgrenzung zwischen Demenz und Depression schwer. Nicht selten muss eine *probatorische* medikamentöse Behandlung in Erwägung gezogen werden.

4.7
Ich-Aktivität

> **Verändertes Selbsterleben: Störung der Ich-Aktivität**
>
> - Durchführung von Handeln und Denken ist ziellos und ohne Resultat
> - Automatisierte alltägliche Handlungen sind wie gebremst und erschwert
> - Repetitive und stereotype Handlungen füllen/gliedern die Zeit
>
> *Aussagen der Patienten:*
>
> „Was soll ich machen?", „Was muss ich machen?"
>
> *Beobachtung der Pflegenden:*
>
> - Bewohner wandern ziellos herum, machen ständig gleiche Bewegungen, streichen mit Händen Flächen und Kanten entlang, falten Papier, Stoffe etc. zusammen, reiben an Gegenständen
> - Bewohner rufen oder schreien, ohne dass ein erkennbarer Grund vorhanden ist, sprechen vor sich hin, wiederholen Sätze, pfeifen, geben Geräusche von sich

Ich-Aktivität bezieht sich auf die Gewissheit von Handlungen als *eigene* Handlungen. Einige betroffene Bewohner können sogar beschreiben, wie ihnen dieses Gefühl abhandengekommen ist. Sie berichten, dass ihre Bewegungen nicht mehr durch sie, sondern *von anderen* erzeugt werden – *es* mache etwas mit ihnen. Der Teppichrandläufer aus dem zweiten Kapitel dieses Buches kann allerdings auch auf wiederholtes Befragen nicht angeben, warum er seine – von Aussenstehenden oft als *bizarr* wahrgenommene – Handlung durchführt. Er reagiert sehr aggressiv, wenn Angehörige oder Pflegende ihn danach fragen. Bei anderen Bewohnern scheinen ihre körperlichen Bewegungen wie gebremst. Sie halten auf einmal inne mit einer durchaus normal begonnenen Bewegung, z. B. dem Zähneputzen oder dem Gehen.

Insgesamt entsteht bei vielen Handlungen von aussen der Eindruck von etwas „Gemachtem". Das Gefühl des „Gemachten" stellt sich häufig auch beim Sprechen, vor sich Hinsprechen der Betroffenen ein. Schwer demenzkranke Bewohner können oft nur noch einzelne Wörter oder Silben sprechen. Sie rufen den ganzen Tag oder die ganze Nacht „Hallo, hallo" oder schreien „Ah" oder „Oh", ohne dass ein erkennbarer Grund oder ein Bedürfnis dahintersteckt. Sie setzen diese *dysruptiv* genannten Vokalisationen auch dann fort, wenn sie eng betreut und begleitet werden. „Ich habe gar nicht gerufen" sagen einige Bewohner.

4.8 Ich-Demarkation

> **Verändertes Selbsterleben: Störung der Ich-Demarkation**
>
> Sich schutzlosen Einflüssen von aussen ausgesetzt fühlen, „durchlässig" sein gegenüber der Umgebung, sich nicht mehr abrenzen können, von aussen beeinflusst werden
>
> *Aussagen der Patienten:*
>
> „Die Tischnachbarin schaut mich böse an", „Etwas lauert im Raum", „Mit dieser Flasche auf dem Tisch stimmt etwas nicht".
>
> *Beobachtungen der Pflegenden:*
>
> - Bewohner beziehen irgendwelche Gespräche, Geräusche oder Ereignisse auf sich
> - Bewohner *erlebt*, was er im TV oder auf einem Bild sieht
> - Capgras-Syndrom: Bewohner erlebt seine Wohnung als fremde Wohnung
> - Bewohner setzt sich Reize an der eigenen Haut: Streichen, Kneten, Reiben
> - Bewohner will sich ständig entkleiden, da die Kleidung „in ihn eindringt"

Die *Ich-Demarkation* betont die Erfahrung, dass es sich beim *Ich* oder dem *Selbst* um etwas von der Aussenwelt Verschiedenes und – wie durch eine psychische „Haut" – Abgegrenztes handelt. In der Demenz kann diese Grenze jedoch durchlässig werden. Auf einmal sind die Bewohner mit ihnen fremden Menschen oder sogar mit fremden Gegenständen innerlich *verbunden*. Ein Konfitürenglas auf dem Tisch *gehört zu ihnen*. Manchmal sprechen sie mit der Konfitüre und heissen sie auf dem Tisch willkommen: „Guten Morgen, liebe Marmelade". Sie können mit Panik oder Wut reagieren, wenn die Pflegenden den Tisch vor ihnen abräumen. Obschon sie längst keine Konfitüre mehr verzehren wollen, ist das Glas *ein Teil von ihnen* geworden. Gegenstände auf den Tischen (auch die leeren Teller und Gläser oder das Besteck) sollten deshalb von den Pflegenden erst abgeräumt werden, wenn die Demenzkranken den Tisch verlassen haben. Auch das Aufräumen der Zimmer sollte nicht vor den Augen der Betroffenen geschehen, damit sie nicht in Angst geraten.

Andere Bewohner beziehen Blicke, Geräusche oder Situationen im Raum auf sich und bringen sie in einen *eigenen* Zusammenhang. Das müssen die Pflegenden z. B. berücksichtigen, wenn sie nach dem Rapport das Stationszimmer verlassen und sich mit lauten Worten voneinander verabschieden und sich gegenseitig einen schönen Abend wünschen. „Wo ist der Ausgang?" ruft plötzlich ein gebrechlicher Mann mit langen weissen Haaren oder eine Frau am Rollwägelchen schreit: „Lasst mich nach Hause, lasst mich nach Hause".

4.8.1
Virtuelle Medien und Demenz

Ein demenzkranker Mann in Begleitung seiner Ehefrau betrachtet ein Theaterstück im Schauspielhaus. Er herrscht die Schauspieler an, was ihnen einfalle, ihn auf die Bühne zu ziehen. Es dauert eine Weile, bis das Publikum merkt, dass hier kein Theater mehr gespielt wird. Der Zuschauer wird von seiner Ehefrau und einer Platzanweiserin weggeführt.

Besonders beim Konsum von virtuellen Medien (TV, Videos, Kino- oder Theaterbesuche) gelingt, wie das Beispiel zeigt, eine Abgrenzung der demenzkranken Bewohner zur Realität oft nicht mehr. Ein Heimbewohner kommt schreiend aus seinem Zimmer auf den Gang, weil er glaubt, dass Flüchtlinge, die er im TV gesehen hat, nun gerade in sein Zimmer kommen. Viele demenzkranke Bewohner mit Störung der *Ich-Demarkation* erleben eine mediale Vermittlung als wirklich und können den inneren Perspektivenwechsel („ich sitze ja nur im Kinosessel") nur teilweise oder gar nicht mehr vollziehen.

4.8.2
Das Anlügen Demenzkranker

Eine Pflegende setzt sich im Garten des Pflegezentrums mit zwei demenzkranken Bewohnerinnen auf eine Bank neben einem täuschend echten Stationsschild für die Tram. "Wir warten auf die Sieben", sagt sie, aber sie ist sich nicht sicher, ob ihre beiden Begleiterinnen ihr glauben. Weit und breit sind ja keine Schienen und schon gar keine Triebwagen zu sehen und die Pflegende spürt die leise Enttäuschung der Bewohnerinnen. „Einmal", entschuldigt sie sich, „machen wir dann schon noch einen richtigen Ausflug."

Trotz *Ich-Störungen* können demenzkranke Menschen einen falschen Ton genau spüren oder einen lügenden Blick möglicherweise noch sensibler wahrnehmen als Gesunde. Pflegende sollten deshalb demenzkranke Menschen grundsätzlich nicht belügen.

4.8.3
Übergang zu wahnhaften Gedanken

Wahnhaft anmutende Äusserungen entsprechen nicht einem eigentlichen wahnhaften Geschehen, sondern sind als Deutungsstörung zu interpretieren. Blicke von Mitbewohnern z. B. können nicht mehr richtig eingeordnet werden: „Warum schaut mich diese Bewohnerin so böse an? Treibt sie schwarze Magie mit mir? Will sie mich bestehlen, vergiften oder umbringen?" Je stärker die oben beschriebenen Ich-Veränderungen vorhanden sind, desto eher treten solche wahnhaften Gedanken auf. Diese lassen sich nicht einfach von den Pflegenden weg reden: „Diese Frau hat doch gar keinen bösen Blick, die ist doch eine ganz liebe Frau". Es handelt sich ja um die *subjektive Wahrnehmung* der demenzkranken Bewohnerin und nicht um die Realität. Ebenso wenig hilft eine scheinbare Bestätigung ihrer Wahrnehmung: „Ja, diese Frau blickt wirklich seltsam – auch mich blickt sie so seltsam an."

Hilfreich kann die Bestätigung der *emotionalen Not* der betroffenen Patientin sein und natürlich eine Veränderung der aktuellen Situation, in diesem Fall etwa dem Wegführen vom Tisch. Auch eine medikamentöse Behandlung durch reizabschirmende und angstlösende Medikamente muss in Betracht gezogen werden.

4.9 Ich-Konsistenz

> **Verändertes Selbsterleben: Störung der Ich-Konsistenz**
>
> Das Gefühl, die Überzeugung haben, auseinanderzubrechen, in einzelne Teile zu verfallen, nicht mehr ein Ganzes zu sein, *alien limb-Syndrom*
>
> *Aussagen der Bewohner:*
>
> „Ich fliege auseinander", „Etwas zerbricht in mir", „Viele sind in mir", „In mir ist ein Kind".
>
> *Beobachtungen der Pflegenden:*
>
> - Bewohner umklammert sich, hält Extremitäten fest
> - Bewohner will im Bett unter der Decke bleiben
> - Bewohner will Mäntel, Jacken, Decken überziehen

Die Veränderung der *Ich-Konsistenz* eines demenzkranken Bewohners führt zum Erleben eines *Sich Auflösens* bis zur Auflösung des eigenen Körpers. Die Betroffenen spüren zwar normale Körpersignale wie Schmerzen oder Füllungsdruck von Blase und Enddarm, können aber diese Signale nicht mehr richtig *auf sich selbst* beziehen. Sie können deshalb auf diese körperlichen Signale auch nicht mehr reagieren – was wiederum zu einer Verschlechterung des körperlichen Zustandes führt.

So kann ein Betroffener stundenlang in der gleichen schmerzhaften Position auf einem Stuhl sitzen, obschon er *sein* Gewicht auf dem Stuhl verlagern könnte. Klagen, Jammern oder Schreien beziehen sich häufig auf diffuse körperliche Schmerzen oder Unwohlsein, welche von den Pflegenden oder Angehörigen oft erraten werden müssen.

> **Verändertes Selbsterleben: Ich-Konsistenz**
>
> *Aussagen der Bewohner:*
>
> Ich habe keine Schmerzen, ich war auf der Toilette, ich habe gegessen, getrunken, ich schlafe gut etc.
> **Achtung: drittes Auge /Ohr: Stimmt das wirklich?**
> **Sich nicht nur auf Angaben des Bewohners konzentrieren!**
>
> *Beobachtung der Pflegenden:*
>
> - Verstopfung: Stuhlplan, Bauch, Verhalten
> - Restharn: Urinmenge, Einlagen, Blase, Verhalten
> - Schmerzen: Gesicht, Schonhaltung, kein Appetit/Durst, Verhalten
> - Infektionen: Puls, Atmung, Verhalten
> - Metabolische Störungen: Haut, Verhalten, Bilanz, Kardex
> - Motorik: Ziellosigkeit, Unruhe, repetitives Verhalten, Schrittlänge/-abfolge, Sturzgefahr

4.10
Ich-Störungen: Nutzen von Beschreibung und Erfassung

Wozu dienen nun die Beschreibung und Erfassung von Ich-Störungen als Ausdruck von verändertem Selbsterleben bei Demenz?

Alle oben beschriebenen Phänomene des veränderten Selbsterlebens geschehen *krankheitsbedingt* im Verlauf der Demenz. Viele Betroffene reagieren mit grosser Angst und Unruhe auf ihr verändertes Selbsterleben und können sich aggressiv zu den Pflegenden verhalten. Auf die *Ich-geschwächten* demenzkranken Bewohner können sich Phänomene wie Wahn und Halluzination *aufpfropfen* (**Kap. 10**).

Durch die Beschreibung und Erfassung von verändertem Selbsterleben mit den Begriffen der *Ich-Störungen* können Verhaltensstörungen wie Unruhe oder aggressives Verhalten sogar vermieden werden, wenn rechtzeitig Anpassungen bei der Kommunikation und Pflege eingeleitet werden, wie sie in diesem Kapitel beschrieben wurden und in den folgenden Kapiteln ausführlicher dargestellt werden. Beruhigende Medikamente können so reduziert oder eingespart werden.

Sollen die Pflegenden verändertes Selbsterleben psychopathologisch beschreiben und erfassen?

Niemand kann von den Pflegenden, welche oft schon mit der üblichen Dokumentation der Bewohner zeitlich sehr beansprucht werden, verlangen, *Ich-Störungen*, wie sie in diesem Kapitel beschrieben wurden, systematisch zu erfassen und zu beschreiben. Einige von ihnen werden sich dafür interessieren und sich darauf spezialisieren, einen psychopathologischen Befund bei den Betroffenen erheben zu können. Einige werden auch die weitergehende Literatur zur Psychopathologie studieren.

Oft genügt es aber schon völlig, wenn die Pflegenden und Angehörigen anhand von den folgenden einfachen Beobachtungen die Störungen des Selbsterlebens ihrer Bewohner erkennen und das Team aufmerksam machen:
- Aussagen der Bewohner: *„Ich bin nicht mehr ich"*, *„Was soll ich tun?"*, *„Ich lebe nicht mehr"*, *„Ich bin zerissen"*, *„Es macht in mir"* etc.
- Gefühl der Pflegenden: Bewohner lebt in einer eigenen Welt, ist abwesend, nimmt am Geschehen nicht teil, ist „versunken".
- Permanente autobiografische Desorientiertheit auf Befragung.
- Augen: oft leer, nicht zielgerichteter Blick, Augen bei Wachsein häufig geschlossen.
- Bewegungsmuster: ziellose, wiederholende Bewegungen, zielloses Umherwandern, Rufen und Vokalisation ohne Zuordnung der Bedürfnisse.
- Wahngedanken und Halluzinationen.
- Angst und Unruhe.

Gibt es täglich solche Hinweise, gilt es, die alltägliche Pflege und Betreuung demenzkranker Menschen in Kommunikation, Umgang und Umgebung anzupassen und zu verändern, wie es in den folgenden Kapiteln dargestellt wird.

4.11 Zitierte und weiterführende Literatur

Eine vereinfachte Darstellung der „Ich-Störungen" und ihrer Erfassung findet sich im RAI-NH-Handbuch für Alters- und Pflegeheime Gesamtversion Version 2.0 2016 unter dem Kapitel Abklärungshilfe 2b auf Seite 210ff. Dort wird auf die psychiatrische Terminologie von Scharfetter verzichtet zugunsten von pflegerisch beschreibenden Kategorien.

Scharfetter, Chr. (1976). *Allgemeine Psychopathology*. Stuttgart: Thieme
Scharfetter, Chr. (1982). Ich-Psychopathologie des schizophrenen Syndroms. *Nervenarzt* (53), 262–267.
Scharfetter, Chr. (2010). *Allgemeine Psychopathologie*. 6. Aufl. Stuttgart: Thieme.
Vogeley, K. (2007). Psychopathologie des Selbstbewusstseins und der Intersubjektivität. In Quadflieg, D. (Hrsg.), *Selbst und Selbstverlust. Psychopathologische, neurowissenschaftliche und kulturphilosophische Perspektiven*. Berlin: Parados.

5
Verändertes Selbsterleben bei Demenz: Waschen und Ankleiden

Silvia Silva Lima und Christoph Held

In Easydoc, dem Erfassungs- und Dokumentationssystem eines städtischen Pflegezentrums, lesen wir folgende Einträge über den Pflegeverlauf einer demenzkranken Bewohnerin: „Bewohnerin ist am Morgen völlig desorientiert, wenn man ihr den Ablauf der Pflege erklären will". Und weiter: „Bewohnerin versuchte beim Wechseln der Einlagen die PP (Pflegeperson) zu hauen und zu kratzen". Nun folgen Eintragungen über Handgreiflichkeiten wie: „Bewohnerin verhielt sich beim Anziehen unkooperativ und schlug PP in den Bauch". Oder eigentliche Schuldzuschreibungen wie: „Bewohnerin widersetzt sich der Pflege", „Bewohnerin sieht Vorteile eines Transfers nicht ein, will aber auch keine anderen Vorschläge machen". Und: „Bewohnerin zeigt keine Einsicht, dass sie ihr Handtäschchen loslässt, während wir sie pflegen". Schließlich münden diese beinahe als ohnmächtig empfundenen Einträge in die resignierte Feststellung: „Bewohnerin arbeitet gegen die Pflege".

5.1
Auch alltägliche Rituale bestimmen das Selbsterleben

Um zu verstehen, was uns hier als Zeugnis pflegerischer Rat- und Hilflosigkeit – schließlich geht es um professionelle und ernsthafte Hilfe, die angeboten wird – entgegentritt, sollten wir einmal in Gedanken das *Morgenerleben* eines normalen Durchschnittsmenschen durchgehen. Eine unglaublich dichte und hier nur verkürzt wiedergegebene funktionelle Abfolge beginnt mit dem Aufwachen, meist durch einen Wecker, der uns zu den notwendigen Vorbereitungen für unsere berufliche Tätigkeit ruft. Dann folgen Aufstehen, Duschen, Zahneputzen, Kämmen und Ankleiden (dem noch eine mehr oder weniger bewusste Auswahl der Kleidungsstücke vorausgeht), ein Frühstück, die tägliche Information durch Zeitung, Radio, Handy, E-Mails oder andere Informationsquellen, der Transport mit dem Auto oder dem öffentlichen Verkehr, bis der Mensch zur *Berufsperson* geworden ist. Selbst Rentner halten an diesen – wenn auch weniger beschleunigten – morgendlichen Abläufen fest.

5.2
Retrogenese

Was geschieht aber, wenn diese Alltagshandlungen bei Demenz allmählich Stück für Stück gelöscht werden, wenn ein Bewohner nicht mehr weiß, was er mit einer Zahnbürste tun soll, sie viel zu lange in der Hand hält, während er in den Spiegel über dem Waschbecken blickt, und sie dann wieder ins Zahnputzglas steckt? Dass bei Demenzkranken das Gedächtnis für den täglichen Ablauf *abnimmt*, und zwar gerade in entgegengesetzter Richtung, als diese Fähigkeiten im Kindesalter erworben werden, hat der amerikanische Demenzforscher Barry Reisberg eindringlich gezeigt und dieses Geschehen als *Retrogenese* bezeichnet (**Abb. 5-1**). Die Fähigkeit, z.B. Kleider entsprechend der Witterung auszuwählen und anzuziehen, entwickelt ein Kind mit ungefähr 6–7 Jahren und eben diese Fähigkeit geht zu einem bestimmten Zeitpunkt in der Demenz verloren. Ermahnungen der Pflegenden oder Angehörigen, nachts oder in der Kälte nicht im Schlafanzug auf die Straße zu gehen, bleiben dann ebenso erfolglos wie entsprechende Erläuterungen. Wie in Kapitel 2 bereits beschrieben, kommt es zu einem veränderten Selbsterleben des Betroffenen, zu einem „Filmriss" mit vorhandenen verschiedenen Bewusstheitszuständen, die nicht mehr miteinander verknüpft werden können.

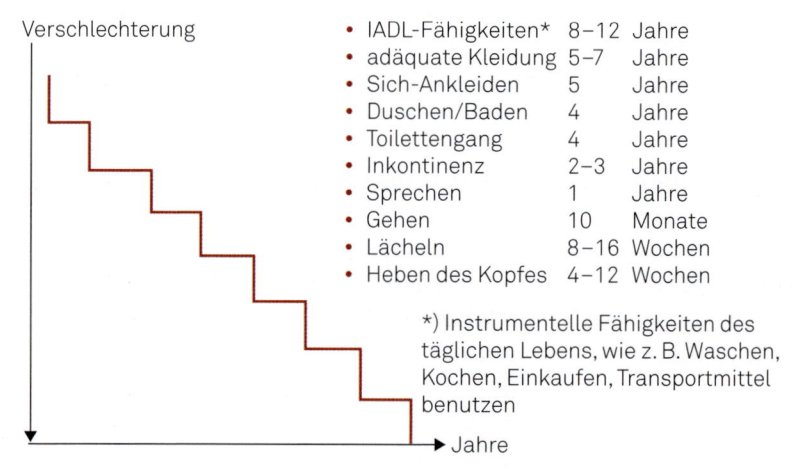

Verschlechterung

- IADL-Fähigkeiten*   8–12 Jahre
- adäquate Kleidung   5–7   Jahre
- Sich-Ankleiden   5   Jahre
- Duschen/Baden   4   Jahre
- Toilettengang   4   Jahre
- Inkontinenz   2–3   Jahre
- Sprechen   1   Jahre
- Gehen   10   Monate
- Lächeln   8–16 Wochen
- Heben des Kopfes   4–12 Wochen

*) Instrumentelle Fähigkeiten des täglichen Lebens, wie z. B. Waschen, Kochen, Einkaufen, Transportmittel benutzen

Jahre

Abbildung 5-1: Retrogenese und Reisbergskala n. Barry Reisberg (1988). Stufenweise geht die Alltagskompetenz auf der Reisbergskala zurück (Quelle: Held/Ermini-Fünfschilling, 2004: 17).

5.3 Körperhygiene unnötig, weil nicht selbstbezogen

Der Verlust einer bestimmten alltäglichen Automatik (z. B. sich duschen, sich kämmen, Zähne putzen) wird vom Betroffenen zwar zunächst wahrgenommen, er kann aber die Veränderung nicht verarbeiten. Die Gründe für die Löschung seines *eigenen* Programms und das Ausmaß der Konsequenzen bleiben ihm ebenso verschlossen wie eine *Einsicht*, dass er bezüglich einer bestimmten Alltagshandlung fortan Unterstützung und Hilfe benötigen wird. In diesem Sinne würde ich in einem Pflegeprotokoll nicht von *Verweigerung*, sondern von *Überforderung* sprechen, auch wenn das Geschehen vordergründig als Verweigerung empfunden wird.

Nicht alle Patienten mit neurodegenerativen Erkrankungen befinden sich in einer so widersprüchlichen und gerade darum oft seelisch *verzweifelten* Lage. Zwar ist auch einem Patienten nach einem Hirnschlag, z. B. mit Einschränkung beider Gesichtsfelder zur gleichen Seite hin, nicht bewusst, dass er nur die Speisen essen wird, die sich auf der einen Hälfte seines Tellers befinden. Drehen die Pflegenden den Teller um 180 Grad, wird der Betroffene jedoch die nun in das intakte Gesichtsfeld zu liegen kommende Speise *ohne Weiteres* verzehren.

Demgegenüber wird der Patient mit Alzheimer-Krankheit, dem erklärt wird (oder schlimmer noch: der gefragt wird), warum und mit welcher Unterstützung er zu duschen („Weil Sie sonst für die Anderen unangenehm riechen"), seine Zähne zu reinigen („Weil Ihre Zähne sonst Löcher bekommen".) oder einen warmen Mantel („Weil Sie sonst frieren".) anzuziehen habe, diese Unterstützung *nicht*

Tabelle 5-1: Verändertes Selbsterleben bei der Körperpflege von demenzkranken Patienten (eigene Darstellung)

Wahrnehmung	Körperhygiene wird oft nicht mehr wahrgenommen bzw. nicht mehr auf sich selbst bezogen.
Kommunikation	Die Bewohner können mit allgemeinen Sätzen, die sie nicht auf sich beziehen, animiert werden, z. B. „Jetzt ist Waschzeit" oder „Wasser ist zum Waschen da".
Konfliktsituationen	Am häufigsten entstehen Konfliktsituationen bei der Körperpflege, weil die Abläufe nicht mehr auf sich selbst bezogen werden, und deswegen erschreckt z. B. Wasser, Tücher oder Kleider nicht mehr als eigene anerkannt werden.

ohne Weiteres annehmen. Er wird sich möglicherweise gegen eine solche Einmischung, die ihm zu Recht als Übergriff vorkommt, verwahren, die Pflegenden mit einem trotzig-aggressiven Verhalten abwehren und – wie im eingangs erwähnten Pflegeverlauf – *„gegen die Pflege arbeiten".*

5.4 Angepasste Alltagsbewältigung und Diskretion

Angepasste Alltagsbewältigung des demenzbetroffenen Menschen würde also bedeuten, auf die Dissoziation zwischen dem verloren gegangenen prozeduralen Gedächtnis und der autobiografischen Gewissheit einer Person – also, wer diese Person noch ist und darstellt und was sie für Ansprüche hat – Rücksicht zu nehmen. Im praktischen Pflegealltag heißt dies in erster Linie, dass alle Hilfestellungen *äußerst diskret* – wie nebenbei – geleistet werden müssen, sodass der Betroffene möglichst nicht gekränkt wird. Dies geschieht umso eher, wenn die Pflegenden keine *Rückmeldung* vom Bewohner provozieren oder erwarten. Bei Demenz vermeiden die Pflegenden mit Vorteil zu *viele Fragen* und verzichten auf ein *verbales Echo.*

Viele Pflegende von Patienten mit einer Demenz können ihre Patienten mit Zuwendung, nonverbaler Kontaktaufnahme, mit scheinbar *belanglosem Plaudern* und anderen Techniken von ihrer inneren Zerrissenheit ablenken. Sie konzentrieren sich bei einer Pflegehandlung auf die momentan laufende Pflegehandlung und denken z. B. beim Hinaufziehen der Hose nicht schon an die Hosenträger. Auf die *Konzentration bei feinen Zwischenstufen* einer Pflegehandlung kommt es darauf an, ob die *gesamte* Pflege vom Bewohner abgelehnt wird oder nicht. Sehr wichtig sind dabei Informationen der Angehörigen über frühere *Gewohnheiten,* also *überlernte* Fähigkeiten des Bewohners. Sie sollten *jeden* Morgen von *allen* Pflegenden auf die *gleiche* Weise durchgeführt werden. So kann es z. B. beim Anziehen eines Pullovers entscheidend sein zu wissen, ob der Betroffene zuerst mit dem Kopf durch die obere Öffnung oder zuerst mit den Armen in die Ärmel geschlüpft ist.

Auch erfahrene Pflegende verfallen immer wieder in nachfragende Erklärungen oder können manchmal beim besten Willen keinen emotionalen Kontakt herstellen, sodass es zu abwehrendem oder aggressivem Verhalten der Betroffenen kommen kann. In solchen Fällen ist es von Vorteil, eine Pflegehandlung zu unterbrechen, *Pausen* einzulegen und allenfalls die Pflege durch eine andere Person, fortzuführen. Solche Wechsel setzen beim Team voraus, dass eine Auswechslung nicht als Versagen, sondern als Qualitätsmerkmal der Demenzpflege gilt.

5.5
Körperpflege als Basale Stimulation® gestalten

Auch Patienten mit weit fortgeschrittener Demenz können sich noch für lange Zeit am eigenen Körper orientieren.
Basale Stimulation® – in den 70er-Jahren des 20. Jahrhunderts von Andreas Fröhlich ursprünglich für geistig behinderte Kinder entwickelt – fußt auf der Grundlage, dass geistig schwerstbehinderte Menschen auf Sinnesreize wie Berührungen, Musik, Gerüche (**Kap. 7**) reagieren. Durch eine regelmäßig und therapeutisch durchgeführte Stimulation dieser Sinne können Isolation und Reizverarmung verhindert werden.

Basale Stimulation® umfasst aber nicht nur die Stimulation von Sinnesreizen, sondern auch die muskuloskelettale Wahrnehmung und deren Rückmeldung ins Gehirn. Durch rhythmische Waschungen, Massagen, eingrenzende Lagerungen und geführte Bewegungen können z. B. Körperregionen bewusst gemacht sowie Fehlhaltungen, die zu Krämpfen und Schmerzen führen, vermieden werden.

5.6
Vereinfachte Pflegeabläufe durch Kreativität

Der Schluss dieser Betrachtungen geht auf *Vereinfachungen* der Abläufe. Diese sind in **Tabelle 5-2** zusammengefasst, die jedoch nicht den Anspruch auf Vollständigkeit erhebt. Allerdings können solche Vereinfachungen, falsch oder zu früh angewandt, zu einer Kränkung oder Demütigung der Betroffenen führen. Kränkend ist es z. B., einem demenzkranken Menschen, der nicht mehr mit Gabel und Messer umgehen kann, pürierte Kost und einen Löffel vorzusetzen. Umgekehrt erleben wir Bewohner, die ein Brötchen noch selbst streichen können, das gestrichene Brötchen aber nicht mehr verzehren und erst dann herzhaft zugreifen, wenn wir das Brötchen in kleine Viertel zerteilt haben (**Kap. 6**).

Bei der Frage nach einer passenden Kleidung, die ja nicht nur funktionellen Schutz bedeutet, sondern den Menschen als *Persönlichkeit* repräsentiert, ist erhebliche Vorsicht vor *Uniformierung* durch Trainer und Bodys, durch weite Pullover oder Shirts statt Blusen und Hemden mit Knöpfen, durch Hausschuhe statt Schuhe mit kleinen Absätzen usw. angesagt. Unvergessliches Beispiel für uns war eine Bewohnerin, der auf Grund ihres scheinbar *unmotivierten* Schreiens und Rufens vergeblich eine ganze Palette von Neuroleptika und Antidepressiva verabreicht wurde, bis ein aufmerksamer Pflegeassistent beobachtete, dass das Schreien der Patientin mit der Anzahl von Fallmaschen in ihren Strümpfen korrelierte und sie bei neuen, glatten Strümpfen überhaupt nicht mehr schrie. Nicht nur bei Würdenträgern von Staat und Kirche, also nicht nur bei Menschen, die auf dem roten Teppich oder in Teppichetagen *Jemanden* darstellen, machen Kleider Leute, sondern auch bei denjenigen Personen, die durch die Krankheit Demenz zerrissen sind.

Tabelle 5-2: Die Basale Stimulation® hilft, Pflegehandlungen vor allem als Sinneserfahrung zu gestalten.

Mittelschwere Demenz	Schwere Demenz
• Frühere überlernte Abläufe kennen und durch minimale Aufforderungen triggern • Unterstützung sehr diskret anbieten und nicht zu viel fragen und erklären	• den Körper spüren lassen • beruhigender Klang der Stimme (wichtig!)
• Waschen solange wie möglich am Lavabo/Waschbecken • Hände zuerst mit Wasser in Berührung bringen, da Wasser nicht auf sich selbst bezogen wird und erschreckt	• Waschen im Bett als basale Stimulation oder als Bad • gute medizinisch-pflegerische Beobachtung während der Pflege (Reaktionen, Tonus, Vigilanz, Atmung, Puls, Gesichtsausdruck, Schonhaltungen)
• Anleiten beim Ankleiden in kleinen Schritten • Nur den Schritt, nie das Ganze erklären • Unterbrechen, Pausen machen • nicht korrigieren • Unfertiges, Verkehrtes zulassen	• Körperkontakt während der Pflege möglichst aufrechterhalten; nicht immer wieder neu beginnen
• Kleider zweckmäßig (z. B. Verschlüsse), aber doch tageszeitgemäß und biografiebezogen wählen • kleine Auswahl visuell auswählen lassen	• bequeme Kleider, weil der Patient viel liegt • tageszeitgemäß, nicht mehr biografiebezogen • nicht mehr auswählen lassen
• Orientierung geben, den Tag hereinlassen (Läden öffnen, für einen anregenden Duft sorgen, einen guten Morgen wünschen, die Hand geben, sich vorstellen) • Nicht wecken, dem Bewohner Zeit lassen, sich zurecht zu finden	• Anregen der Sinne (Duft, Musik, Licht, Blickkontakt, Initialberührung) • eventuell sanftes Wecken, um den Tag-Nacht-Rhythmus aufrechtzuerhalten • Geborgenheit vermitteln

Mittelschwere Demenz	Schwere Demenz
• Langsames aufstehen mit Zwischenstationen einbauen (eine Weile am Bettrand oder auf dem Stuhl sitzen lassen) • Begleitung, Orientierung und Sicherheit vermitteln • Morgenstimmung wahrnehmen lassen • in die Gemeinschaft begleiten • alle Formen der Morgenaktivität: auf Botengänge, zum Einkaufen, zu Vorbereitungen für das Mittagessen mitnehmen; Aktivierungstherapie; Gemeinschaft im Gang oder in Aufenthaltsräumen	• permanentes Vermitteln von Erleichterung und Wohlbefinden • wohltuende Lagerungen • basal stimulierende Waschungen und Massagen • kinästhethisch begleitete Transfers auf das Sofa • gezielte Bewegungen mit Geh- und Kriechversuchen • ständiges Erneuern einer stimulierenden und reizgeschützten Umgebung (Verbreiten von Düften, Anpassen der Lichtverhältnisse, Dosieren der Musik, Singen, leises Sprechen)

5.7
Zitierte und weiterführende Literatur

Fröhlich, A. (1998). *Basale Stimulation*. Düsseldorf: Verlag selbstbestimmtes Leben.
Fröhlich, A. (2016). *Basale Stimulation in der Pflege*. Bern: Hogrefe.
Barrick, A. L., Rader, J., Hoeffer, B., Sloane, P. D. & Biddle, S. (2010). *Körperpflege ohne Kampf*. Bern: Verlag Hans Huber.
Bienstein, C. (2017). *Basale Stimulation in der Pflege – Die Grundlagen*. 8. Aufl. Bern: Hogrefe.
Buchholz, T. & Schürenberg, A. (2013). *Basale Stimulation in der Pflege alter Menschen*. Bern: Verlag Hans Huber.
Held, Chr. & Ermini-Fünfschilling D. (2006). *Das demenzgerechte Heim*. Basel: Karger.
Kitwood, T. (2016). *Demenz. Der person-zentrierte Ansatz im Umgang mit verwirrten Menschen*. 7. Aufl. Bern: Hogrefe.
Reisberg, B., Auer, S. R., Monteiro, I., Franssen, E. & Kenowsky, S. (1998). A rational psychological approach to the treatment of behavioral disturbances and symptomatology in AD based upon recognition of the developmental age. *International Academy for Biomedical and Drug Research*, 13, 102–109.
Reisberg, B. (1988). Functional Assessment Staging (FAST). *Psychopharmacology Bulletin*, 24, 653–659.
Reisberg, B. & Ferris, S. H. (1988). Brief Cognitive Rating Scale (BCRS). *Psychopharmacology Bulletin*, 24, 629–636.

6
Verändertes Selbsterleben bei Demenz: Kommunikation

Elisabeth Jordi und Christoph Held

Susheeta, eine Fachangestellte Gesundheit, berichtet am Rapport, eine 80-jährige demenzkranke Bewohnerin habe geklagt: Sie möchte auf der Stelle sterben. „Ich habe mich", beteuert Susheeta den KollegInnen, „um Aufheiterung der Bewohnerin bemüht, aber sie ließ sich einfach nicht beruhigen". Aref, ein afghanischer Pflegefachmann, kam in das Zimmer, hat sich zu ihr aufs Bett gesetzt und gesagt: „Ja, das ist eine arme Frau. Es pressiert nicht mit Sterben. Es hat da Platz genug." Über diese Worte musste die Bewohnerin auf einmal lachen und sagte: „Bring mich zum Lavabo." Warum ließ sich die Patientin durch seine Späße, aber nicht durch die freundlichen Worte Susheeta's aufheitern?

6.1
Perspektivenwechsel

Wenn wir unter Kommunikation ein *Anteil nehmendes Sein* zwischen Menschen verstehen, sind neuropsychologische Kenntnisse deshalb wichtig, weil sich trotz wertvoller therapeutischer *Haltungen* wie *Respektieren*, *Wertschätzen* oder *Einfühlen* nicht immer eine Kommunikation mit demenzbetroffenen Menschen herstellen lässt. Naomi Feil entwickelte in den 90er-Jahren des 20. Jahrhunderts ihr Konzept der Validation®, dem das historische Verdienst zukommt, einen *Perspektivenwechsel* in der Kommunikation mit Demenzbetroffenen in die Wege geleitet zu haben. Das von Nicole Richard weiterentwickelte Instrument der Integrativen Validation (**Tab. 6-1**) stützt sich dabei vor allem auf die Wahrnehmung und Benennung von Affekten der Betroffenen.

Normalerweise erfordert ein Gespräch zwischen zwei Menschen aber nicht nur Emotionen, sondern auch eine gewisse Entwicklung von Gedanken, um nach den ersten Worten nicht gleich wieder ins Stocken zu geraten. Kommunikation setzt also ein erfolgreiches Zusammenwirken von Gedächtnis, Sprache *und* Emotionen voraus.

Tabelle 6-1: Prinzipien der Integrativen Validation nach Richard (eigene Darstellung)

- Respektieren des demenzbetroffenen Menschen
- Sich einstimmen auf seine verbalen und nonverbalen Signale
- Gefühle aufnehmen — auch Angst, Wut oder Heimweh akzeptieren
- Gefühle benennen, die jemand zum Ausdruck bringt
- Keine Fragen stellen, die nicht beantwortet werden können

Verändertes Selbsterleben bei der Kommunikation

Für das Gespräch ist bedeutsam, dass im Demenzverlauf zuerst das Kurzzeitgedächtnis betroffen ist, während andere Gedächtnisinhalte (**Tab. 6-2**) länger erhalten bleiben. Diese eher allgemeinen Inhalte sind häufig nicht ans Selbsterleben gebunden. So erstaunt es nicht, dass frühere Melodien, Lieder oder Gedichte auch bei fortgeschrittener Demenz manchmal fast fehlerfrei gesungen oder gesprochen werden können, obschon sich der Betroffene nicht an diese Zeit erinnern kann. Ein Bewohner mag zwar den Namen seines Betreuers sofort wieder vergessen haben, aber er weiß beim Kreuzworträtsel noch sehr gut, wie die Hauptstadt von Italien heißt. Solche Ressourcen lassen sich für die Kommunikation im Betreuungsalltag verwenden; früh erworbenes Wissen z.B. liefert sehr guten Gesprächsstoff.

Tabelle 6-2: Gedächtnisformen (eigene Darstellung)

Nach zeitlicher Speicherung: sensorisches Gedächtnis, Arbeitsgedächtnis, Kurz- und Langzeitgedächtnis

Nach inhaltlicher Speicherung:

Episodisches Gedächtnis speichert Ereignisse, die in räumlich-zeitlicher Beziehung zu persönlichen autobiografischen Daten, wie z.B. Erinnerungen an den Hochzeitstag oder einen Urlaub, stehen.

Semantisches Gedächtnis besteht aus erlerntem Wissen aus Büchern oder aus der Schule sowie aus universellem Weltwissen ohne Bezug zur Autobiografie.

Prozedurales Gedächtnis ist der Speicher für geistige und motorische Fertigkeiten und speichert Bewegungsabläufe und Fertigkeiten, wie Radfahren und Schuhe-Binden, Nähen, Abwaschen oder das Aufsagen gelernter Gedichte.

Allerdings bedeutet *Reden* hier etwas ganz anderes als *Diskutieren*, bei dem man über einen Standpunkt und über *abrufbare Erfahrungen* verfügen muss, die gegenseitig erfragt, begründet und ausgetauscht werden.

Bei einem *Plaudern im besten Sinne* dagegen werden keine Gedanken ausgetauscht; meist wird mit Vorteil über etwas „Drittes" gesprochen, über etwas, das einen nicht so tief im Innersten berührt, weshalb keine tiefschürfenden Fragen gestellt und beantwortet werden müssen. Viele demenzbetroffene Menschen empfinden es als große Erleichterung, wenn sie von ihren Gesprächspartnern nicht durch ständiges Fragen – allein durch die Frage: „Warum?" – zum Nachdenken über sich selbst gedrängt werden.

Auch ein solches Plaudern setzt jedoch Kenntnisse über *Lebenszusammenhänge* voraus – man möchte über etwas sprechen, worüber der Betroffene etwas weiß und das ihm Freude bereitet. Fotografien, Postkarten, Dokumente, Urkunden oder Scheine, Zeitungsausschnitte und viele andere Erinnerungsgegenstände, aber auch Bücher oder bestimmte Filme können z. B. Gesprächsstoff bieten. Musik wiederum bietet Stoff zum Singen, Tanzen, Theaterspielen oder einfach Mithören. Es ist immer wieder erstaunlich, wie Menschen, die sich sonst sehr schwer tun, etwas von sich selbst preiszugeben, emotional von solchen allgemeinen Aktivitäten berührt werden. Zu abrufbaren Erinnerungen gehören auch *kollektive kulturelle Prägungen*, wie z. B. Feste sowie religiöse und gesellschaftliche Rituale aus der Jugendzeit oder der Zeit als jüngere Erwachsene. Die Historikerin Heidi Witzig (1998, S. 7–18)hat gezeigt, dass viele Pflegende z. B. keine Vorstellung davon haben, welchen zentralen Stellenwert die Religionszugehörigkeit für eine frühere Generation von Heimbewohnern hatte. Wiederum völlig andere Prägungen gelten für Menschen mit Demenz, die in den Nachkriegsjahren geboren wurden.

6.2
Nicht verstehen? Nicht verstanden werden?

Reden, Erinnern und Feiern helfen allerdings auch nicht mehr weiter, wenn sich bei fortschreitender Krankheit neben dem allgemeinen Sprachzerfall ein *trennender Abgrund* zwischen dem Sprechen und Verstehen von Sätzen, zwischen Begriffen und ihren Zusammenhängen auftut. Häufig können sie dann Aufforderungen, die an sie gerichtet werden, nicht mehr auf sich selbst beziehen. Betroffene und Betreuer sprechen in solchen Phasen manchmal buchstäblich aneinander vorbei. Hilfreich für die Pflegenden sind dann kommunikative *Vorsichtsmaßnahmen* (**Tab. 6-3**).

Tabelle 6-3: Kommunikationsregeln bei Menschen mit fortgeschrittener Demenz (eigene Darstellung)

Was man tun sollte	Was man nicht tun sollte
• Körpersprache und Körperkontakt einsetzen – mit Gesten sprechen • taktvoll berühren – Berührung vermeiden, bis bekannt ist, ob sie geschätzt wird • sich Zeit nehmen – geduldig bleiben • sich beim Sprechen zeigen – nicht von hinten ansprechen • klar und deutlich sprechen • Äußerungen wiederholen – nicht zu viel auf einmal sagen – Vormachen • sich vorstellen, wenn nötig mehrmals und immer wieder • gleichzeitig über mehrere Sinnesorgane kommunizieren • konkret reden – nur über Sichtbares sprechen • trösten – sanft beruhigen	• mit dem Betroffenen verstummen oder keine Antworten mehr geben • Babysprache • streiten – kritisieren – bestrafen • zurechtweisen • über den Betroffenen vor andern Mitmenschen reden • Worte verwenden, die negative Reaktionen auslösen • mit mehreren Personen zugleich reden

6.3
Blicke von demenzkranken Menschen

Nicht selten schauen uns – wie in Kapitel 4 ausführlich beschrieben – demenzkranke Menschen, denen wir begegnen, lange an, ohne den Blick abzuwenden. Wenn Angehörige und Pflegende dieses seltsame Phänomen mit den Worten beschreiben: „Es ist, als würden sie durch mich hindurchschauen", können wir dem nicht ganz zustimmen; eher verhält es sich umgekehrt. Begegnen sich nämlich auf der Straße oder im Zug z. B. die Blicke zweier einander fremder Menschen, geschieht in Sekundenschnelle ein Austausch, der aus Höflichkeit normalerweise die Abwendung des Blicks erfordert. Erfolgt dies zu spät, kann es zu jenem „ehrenrührigen" Blick kommen, bei dem sich der andere angegriffen fühlt, weil der eine etwas gesehen haben könnte, worüber der andere nichts weiß.

Weil diese simultane Abgrenzung bei fortgeschrittener Demenz nicht mehr möglich ist und wir dem Betroffenen zu lange in die Augen schauen, kann dieser sich ebenfalls angegriffen, verfolgt oder bedroht fühlen, ja sogar wahnhaft werden und halluzinieren, wie wir es im Pflegeheim nicht selten nach zu langen und intensiven Besuchen erleben. Tritt also in der Begegnung mit Demenzkranken jener verzögerte Blickkontakt auf, empfehlen wir, den Blickkontakt entgegen den üblichen Kommunikationsregeln eher zu meiden und beispielsweise von der Seite zu ihnen zu sprechen.

6.4
Spirituelle Unterstützung in existenziellen Krisen

Wenn die Welt von demenzkranken Menschen buchstäblich in Stücke zerfällt, können sie an diesem *Existenzverlust* so sehr leiden, dass dadurch – wie bei allen Menschen – vermehrt *spirituelle Bedürfnisse* geweckt werden. Die Seelsorgerin Annemone Eglin (2006) und ein interdisziplinäres Team aus Theologie und Pflege zeigen in ihren Büchern die Wirksamkeit einer spirituellen Begleitung auf und beschreiben helfende Rituale und Haltungen. Eine spirituelle Begleitung beschränkt sich nicht auf religiöse Inhalte, sondern versucht das zu unterstützen, was die Demenzkranken als *existenziell* erfahren. Solch seelsorgerisches Wirken setzt allerdings voraus – Tom Kitwood hat es in seinen Büchern überzeugend dargestellt – dass die eigene Abwehr vor einem Zustand, in den wir selbst eines Tages geraten können, aufgegeben wird. Diese Haltung kann man sich nicht technisch aneignen; bei engagierten Seelsorgern, Pflegenden und Angehörigen stellt sie sich durch das allmähliche Hineinwachsen in eine Betreuungssituation ein.

Trost z. B. kommt dann nicht einfach als billige Beschwichtigung daher, sondern ist gleichbedeutend mit dem englischen Wort „trust", das *Vertrauen* meint oder sogar *Zuversicht*, dem Durcheinander der Demenz wieder etwas Boden geben zu können. Demenzkranke zu trösten, immer wieder für sie da zu sein, hat also mit *Verlässlichkeit und Regelmäßigkeit* der pflegerischen und seelsorgerischen Begleitung zu tun, die von den Betroffenen auch in fortgeschrittenen Demenzstadien registriert werden. Tröstende Worte und Rituale zu Hause und in Heimen können, müssen aber nicht, einen religiösen Hintergrund haben. Eindrücklich ist, wie x-fach gesprochene Gebete wie z. B. das „Vaterunser", Lieder wie „Großer Gott, wir loben Dich" oder schlichte, einfache Psalmverse auch Betroffene, die *vor* der demenziellen Entwicklung der Kirche eher fern blieben, nun in ihrer seelischen Not wirkungsvoll stützen können.

Zum Schluss dieser Betrachtungen sei auf das *Trauern* und das *Klagen* hingewiesen. Beides kommt bei Menschen mit Demenz häufig vor, hat aber in unserer normalen Welt immer weniger Raum. Akzeptieren, was das Leben mit Demenz manchmal unerträglich macht, Tränen fließen zu lassen, Rufen und Klagen aushalten zu können, ohne gleich validieren, ablenken, *debriefen* zu wollen oder sofort ein beruhigendes Reservemedikament anzubieten, gehört manchmal ebenfalls zur spirituellen Unterstützung von Menschen mit Demenz.

6.5
Zitierte und weiterführende Literatur

Budson, A. E. & Price, B. H. (2005). Memory dysfunction. *New England Journal of Medicine* 352, 692–699.

Calabrese, P. & Förstl, H. (2000). *Psychopathologie und Neuropsychologie der Demenzen.* Berlin: Pabst.

Eglin, A., Huber, E., Kunz, R., Schröder, B., Stahlberger, K., Urfer, Chr. & Wuillemin, R. (2006). *Das Leben heiligen. Spirituelle Begleitung von Menschen mit Demenz. Der personzentrierte Ansatz im Umgang mit verwirrten Menschen.* Zürich: Theologischer Verlag Zürich (TVZ).

Eglin, A., Huber, E., Rüegg, A., Schröder, B., Stahlberger, K. & Wuillemin, R. (2009). *Tragendes entdecken. Spiritualität im Alltag von Menschen mit Demenz.* Zürich: Theologischer Verlag Zürich (TVZ).

Feil, N. (2005). *Validation. Ein Weg zum Verständnis verwirrter alter Menschen.* Reinhardts Gerontologische Reihe, Bd. 16. München: Ernst Reinhardt Verlag.

Kitwood, T. (2016). *Der person-zentrierte Ansatz im Umgang mit verwirrten Menschen.* 6. Aufl. Bern: Hogrefe.

Richard, N. (1996). Integratives validierendes Arbeiten. In Wächtler, C. et al. (Hrsg.), *Demenz – die Herausforderung.* Singen: Egbert Ramin.

Witzig, H. (1998). *Die Zwischenkriegsjahre 1920-1940. In Gedanken wie Blätter im Wind.* Wetzikon, Sonnweid Campus: Eigenverlag, S. 7–18.

7
Verändertes Selbsterleben bei Demenz: Essen und Trinken

Markus Biedermann und Christoph Held

Nehmen geistige und funktionelle Fähigkeiten im Demenzverlauf ab, wirkt sich dies auch negativ auf das scheinbar so selbstverständliche Essen und Trinken aus **(Tab. 7-1)**. *Die Folgen für die Betroffenen sind fatal: Schon in frühen Phasen einer Demenz können sie ihre Mahlzeiten ohne fremde Hilfe nicht mehr planen. Das Einkaufen und Zubereiten der Speisen bereitet ihnen Mühe und so ernähren sie sich oft mangelhaft. In späteren*

Tabelle 7-1: Demenzbedingte Schwierigkeiten bei der Verpflegung (eigene Darstellung)

Frühe Phasen der Demenz	Späte Phasen der Demenz
Schwierigkeiten bei Planung, Einkaufen, Zubereitung	Apraxie: motorische Behinderungen im Umgang mit Besteck, Tassen und Gläsern
ständige Wiederholung der gleichen Mahlzeiten	Agnosie: Speisen auf dem Teller nicht mehr erkennen, Besteck in den Mund nehmen, auf der Serviette kauen
Entscheidungsunfähigkeit im Restaurant und beim Einkaufen	Entscheidungsunfähigkeit bei mehreren Komponenten auf dem Teller
Missachten des Ablaufdatums Verzehr verdorbener Speisen leerer Kühlschrank	Störungen beim Beißen, Kauen, Schlucken Aspirieren von Nahrung in Luftröhre und Lunge
Mangelernährung Gewichtsabnahme	Hunger und Durst melden sich nicht automatisch
Fehlleistungen beim Zubereiten Gefährdung durch Einnahme von Reinigungsmitteln usw.	Gewichtsabnahme Kachexie

Phasen ist das Essen geprägt von Behinderungen beim Beißen, Kauen und Schlucken, aber auch von Einschränkungen bei der Wahrnehmung von Geschmack und Geruch. Erschwerend kommt hinzu, dass sich das elementare Bedürfnis, den Hunger oder den Durst zu stillen, nicht mehr von selbst meldet. Die Betroffenen verspüren zwar Hunger, können ihn aber nicht einfach durch Essen stillen, sondern reagieren erst auf bestimmte Schlüsselreize wie Düfte oder Geschmacksreizungen. Innovative Heimköche versuchen deshalb, die Betroffenen mit speziellem Zubereiten, Anrichten und Servieren der Speisen noch irgendwo „abzuholen".

Einer, der sein Lebenswerk als Koch ganz in den Dienst demenzbetroffener Menschen gestellt hat, ist Markus Biedermann. Ich treffe ihn zum Gespräch nicht in der Küche, sondern auf der Abteilung eines Pflegezentrums, wo er aus einem Whipper gerade einen Frühstücksschaum in eine Kaffeetasse bläst und ihn einer Bewohnerin, die weder richtig kauen noch schlucken kann, mit einem Kaffeelöffelchen eingibt. Der Schaum scheint ihr sehr zu schmecken.

7.1
Interview mit dem Esskümmerer

Markus Biedermann, warum gibt es einen Schaum zum Frühstück?

In diesem heißen Frühstücksschaum sind Milch, Kaffee, Brot, Butter und Konfitüre drin. Also alles, was halt so zu einem Frühstück gehört, dies jedoch in der Konsistenz einer Schocklademousse, weil die erhitzten Zutaten mit Lachgas aufgeschäumt sind. Warum verwenden wir bei dieser Patientin Schäume? Weil pürierte Kost, die in den meisten Heimen serviert wird, eben trotzdem mühselig gekaut werden muss. Gerade das Kauen ist aber bei dieser Frau behindert. Kommt dann noch ein Körnchen zwischen Zunge und Zähne, hört sie sofort auf mit Kauen, denn die Zunge ist nicht nur ein Geschmacks-, sondern auch ein Warnorgan. Das ist wie beim Fischessen: Du sprichst am Tisch über Gott und die Welt, beißt auf eine Gräte und – fertig ist es mit Sprechen und Essen.

7.2
Genaues Beobachten der Essvorgänge

Markus Biedermann, warum sind Sie als Küchenchef nicht unten in der Küche, sondern hier, bei den BewohnerInnen in der Pflegeoase?

Ich bin jetzt hier bei dieser Bewohnerin, um einfach genauer hinzuschauen, welche einzelnen Vorgänge sie beim Essen und Trinken noch koordinieren kann und wie

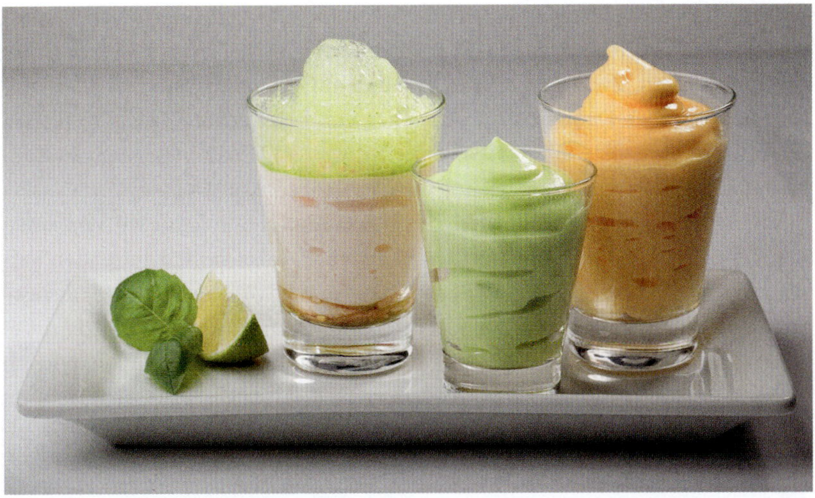

Abbildung 7-1: M. Biedermann – Smoothfood als Espuma (Foto: Katharina Jäger)

bewusst sie das Essen und Trinken noch erlebt. Bei Kau- und Schluckstörungen demenzkranker Menschen, geht es ja um nichts weniger als um die Frage: „Was machen wir mit der Verpflegung dieser Menschen, die ja oft Nahrung aspirieren und als Folge davon an einer Lungenentzündung sterben können?" Als Koch sagte ich mir: „Du bist mitverantwortlich, wenn diese Menschen sterben; da musst du etwas dagegen tun!" Solche Schäume **(Abb. 7-1)** brauche ich übrigens auch beim Salat. Gurkensalat, Rüeblisalat [Karottensalat; Anm. d. Lekt.], Randensalat [Rote-Bete-Salat; Anm. d. Lekt.], Selleriesalat, feinst pürieren, passieren, in den Whipper füllen und aufschäumen. So kann ich einem Bewohner mit starken Schluck- und Kaustörungen frisch zubereitete Rohkost anbieten. Dies wirkt auch auf den Darm und dessen Motilität, denn in diesem Schaum sind die Fasern noch drin.

7.3
Essen als basale Stimulation

Die Schwierigkeiten mit der Verpflegung beginnen aber bereits in einem frühen Stadium eines Demenzverlaufs. Welche Möglichkeiten gibt es, ihnen entgegenzuwirken?

Zu Beginn meiner Tätigkeit in Alters- und Pflegeheimen ging es nicht primär um die Kostformen, sondern um die viel umfassendere Frage: Wie können wir die Bewohner mit Gerüchen, Düften und dem Anrichten der Speisen erreichen? Wir begannen auf der Abteilung – bei einigen Bewohnern sogar neben dem Bett – zu kochen. Eine neue Welt ging dabei für mich auf. Ein Lächeln zeigte sich in sonst regungslosen Gesichtern und die Menschen verfolgten mein Hantieren mit interessierten Augen. Zwar hatte ich während dem Gerontologiestudium viel Hintergründiges über Demenz erfahren, aber erst bei solchem Kochen vor den Betroffenen entdeckte ich das Wesentliche, was im Zusammenhang mit dem Essen bei solchen Menschen wichtig ist. Der Begriff *Essen als basale Stimulation* ist zwischenzeitlich zum Allgemeingut geworden. Heute kann ich mir keine Abteilung in einem Pflegezentrum mehr vorstellen, wo es keinen duftenden Kaffee gibt und wo nicht der Kuchen (als rohes Produkt von der Küche) und sogar das Brot bei den Bewohnerinnen und Bewohnern auf der Abteilung fertig zubereitet wird. Denn: Man muss die Gerichte mit ihren Düften auf den Wohnbereich bringen.

7.4
Biografiebezogene Verpflegung

Welche Gerichte und welche Düfte? Jeder hat doch seine eigenen Vorlieben. Es ist ja wohl kaum möglich, jeden Tag mit einer Pfanne mit angebratenen Zwiebeln durch die Abteilung zu gehen, damit die Menschen die Speisen riechen? Muss eine Verpflegung nicht einfach vor allem auch abwechslungsreich sein?

Die Verpflegung muss nicht so sehr abwechslungsreich, sondern vielmehr biografiebezogen sein. Es gibt das Schlagwort der Essbiografie: Wir lernen in den frühen Jahren des Lebens Düfte und Geschmäcker als Bausteine einer sensorischen Geborgenheit kennen. Ich habe einmal die Mahlzeiten zusammengestellt, die meine Mutter früher gerne gekocht hat und bin dabei auf höchstens 25 Gerichte gekommen, die es in unterschiedlichen Varianten gab. Sie entsprachen einer heutigen „regionalen" Küche. Natürlich hat sich das Angebot an Speisen durch unsere multikulturelle Gesellschaft in den letzten Jahrzehnten verändert. In den heutigen Pflegezentren ist das aber noch anders. Wir haben bei uns immer noch Menschen, die vorwiegend zwischen 1920 und 1940 hier in der Schweiz geboren wurden. Wenn wir diesen Menschen ungefähr 20 Jahre Zeit geben, in denen sie „ihren Warenkorb füllen konnten", so stehen wir so etwa im Jahr 1960. In diese gastronomische Epoche muss ich als Heimkoch hineinschauen und mich fragen: Gab es in dieser Zeit die Lebensmittel, die wir heute haben? Und manchmal muss man ganz klar sagen: Nein, es gab sie nicht und so kann es doch einfach nicht sein, dass ich Dinge aus allen Herren Ländern für sie zusammenkoche.

7.5
Fingerfood und Food-Tankstellen

Was halten Sie von Fingerfood für demenzkranke Menschen? Es gab einige Zeit lang einen richtigen Hype in den Heimküchen – sogar Birchermüesli und Spaghetti Napoli wurden als Fingerfood gereicht.

Auch ich war einer der Wegbegründer von Fingerfood (**Abb. 7-2**) in den Heimküchen und ich finde das auch heute noch eine sehr gute Errungenschaft. Es ist aber nur ein ganz kleines Konzept, um einigen Menschen die Nahrungsaufnahme zu erleichtern. Wenn jemand ständig alles ergreifen will, sein Hände in alles hineinsteckt, ist er ein Kandidat für Fingerfood, denn mit dieser Greiflust kann sein Antrieb, überhaupt zu essen, unterstützt werden. Da gibt es z. B. die *Food-Tankstellen* auf dem Abteilungsgang für Bewohner und Bewohnerinnen, denen es schwer fällt, für eine Mahlzeit am Tisch sitzen zu bleiben. Diese Tankstellen mit Platten oder Schüsseln voller Speisen, z. B. mit Landjäger- oder Cervelatscheiben, kleinen Käsestückchen, Trockenfrüchten oder Keksen, erinnern die Betroffenen an Reiseproviant. Einer Patientin, die auf diese Möglichkeit überhaupt nicht reagierte, haben wir eine so genannte *Fressjacke* angezogen. Sie nuschelte ständig an ihren Kleidern herum. Es war unmöglich, diese Bewegungen zu unterbrechen und sie einem Essen am Tisch zuzuführen. So nähte die Lingerie [Wäscherei;

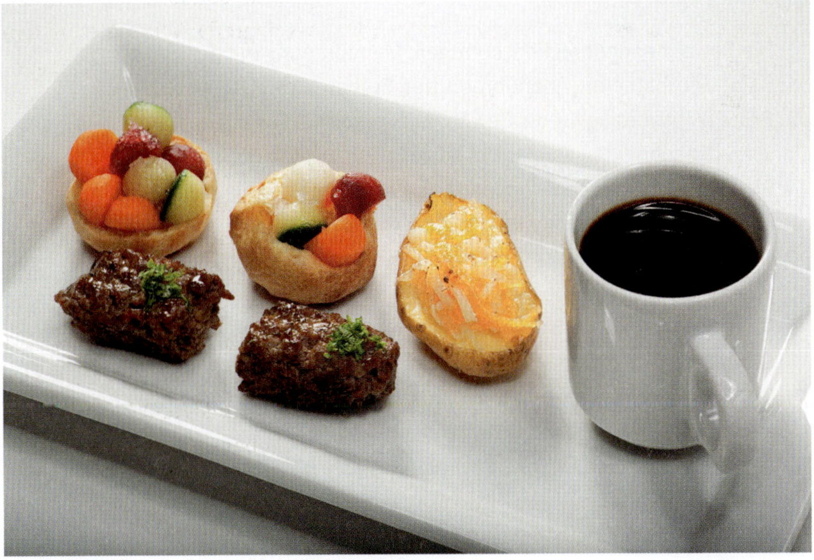

Abbildung 7-2: M. Biedermann – Fingerfood mit Sauce in der Tasse, zum Trinken, nicht zum Dippen gedacht (Foto: Katharina Jäger)

Anm. d. Lekt.] des Heims einen Kittel mit vielen kleinen Plastiktaschen. In diese Taschen konnten wir kleine Leckereien verstecken, die sie dann zum Munde führte. Unhygienisch, sicher, aber wichtig war ja, dass sie überhaupt aß.

7.6
Ich muss ein Esskümmerer sein!

Wie überzeugen Sie Ihre Küchenmitarbeitenden, die Heimverantwortlichen, die Pflegenden und letztlich auch die Angehörigen vom Stellenwert und von der Sinnhaftigkeit solch unkonventioneller Verpflegung?

Zunächst muss man einfach wissen, dass dank der heutigen technischen Möglichkeiten bei der Zubereitung von Speisen sehr viel möglich geworden ist. Und dann muss sich der Koch als *Esskümmerer* der Demenzkranken in ihrem Alltag begreifen. Dieser Gedanke ist in den meisten Heimen jedoch noch längst nicht angekommen. Die Prinzipien des Esskümmerers habe ich analog zu den ATLs,

Tabelle 7-2: Prinzipien des Esskümmerers – ATLs in der Küche.
Über die Ernährung und deren Folgen sollte mit dem Bewohner gesprochen werden. Der Bewohner sollte beraten und Wünsche am Ende des Lebens sollten ohne Wenn und Aber erfüllt werden. (eigene Darstellung nach Bierdermann)

1. Die Bewohner ansprechen, befragen; Menüplanung mit den Bewohnern
2. Salat-, Frühstücks-, Abendbrotbuffet; Frühstück im Garten etc.
3. Brote nicht voreilig für die Bewohner zubereiten, Fleisch und ähnliches nicht vorzeitig schneiden – zulassen dass der Bewohner dies selber tut
4. Sich selber verpflegen – kochen und backen mit den Bewohnern
5. Essen und Trinken (Selbstständigkeit fördern, z. B. mit Fingerfood)
6. Gesunde, faserreiche Kost und genug wählbare Flüssigkeiten anbieten
7. Feste feiern – mit oder ohne Gäste
8. Genügend Ruhe- und Essenszeiten gewähren – Essenszeiten besser verteilen
9. Bewohnern ermöglichen, beim Vorbereiten von Gemüse oder Obst mitzuhelfen
10. Sich als Mensch fühlen, indem man bei Aktivtäten rund um Essen und Trinken mitreden und sie mitgestalten kann
11. Aktivitäten so mit den Bewohner planen, dass sie erfolgreich verlaufen und gelingen
12. Gäste einladen, Gastgeber sein können

den Aktivitäten des alltäglichen Lebens, zusammengestellt (**Tab. 7-2**). Für wen kochen wir eigentlich? Das ist doch die Frage. In einigen Heimen etablierten wir ein Patensystem, bei dem alle Küchenmitarbeitenden eine Art „Götti" [Pate; Anm. d. Lekt.] auf einem Wohnbereich sein mussten. Sie kümmerten sich jeden Tag um ihren Bewohner oder ihre Bewohnerin, die sie auch beim Namen kannten. Sie machten Fruchtsäfte und pressten die Früchte auf der Abteilung aus. Die Bewohnerinnen und Bewohner schauten und hörten gespannt zu, wenn wieder so eine Birne oder ein Rüebli [Karotte; Anm. d. Lekt.] zerquetscht wurde. „Das habe ich extra für euch gemacht", sagte z. B. der Küchenangestellte und reichte dem Bewohner den Saft in kleinen Gläschen mit den Worten: „Nehmen Sie, greifen Sie zu!" Und siehe da, die Flüssigkeitszufuhr war nach mehreren Gläschen geregelt. Oder: Am späten Abend kam ein junger Koch auf die Abteilung und wollte einige warme Speisen im „Bain-Marie" [Warmhaltegerät; Anm. d. Lekt.] auf der Abteilung für die Mahlzeit stehen lassen. Das aber funktionierte nicht – die Bewohner aßen nicht. So stand er dann beim Gerät, rührte ein wenig in den Speisen, erzählte ein paar lustige Sachen und blödelte ein bisschen. Dabei fingen die Bewohner und Bewohnerinnen an zu essen.

7.7
Zitierte und weiterführende Literatur

Biedermann, M. & Hoffmann A. (2011). *Esskultur im Heim.* Hannover: Vincentz.
Biedermann, M. (2003). *Essen als basale Stimulation.* 1. Aufl. Hannover: Vincentz.
Biedermann, M., Thill, H., Furer-Fawer, S. & Jäger, K. (2010). *Smoothfood. Fünf Sterne für die Heimküche.* Freiburg i. Br.: Lambertus
Buchholz, T. & Schürenberg, A. (2013). *Basale Stimulation in der Pflege alter Menschen.* Bern: Verlag Hans Huber.
Damag, A. & Schlichting, H. (2016). *Essen – Trinken – Verdauen. Förderung, Pflege und Therapie bei Menschen mit schwerer Behinderung, Erkrankung und im Alter.* Bern: Hogrefe.
Held, Chr. & Ermini-Fünfschilling (2004). *Das demenzgerechte Heim.* 1. Aufl. Basel: Karger.

8
Verändertes Selbsterleben bei Demenz: Ausscheidung

Bernadette Meier und Christoph Held

Nachts stand die Patientin vom Bett auf und wollte in der Eingangshalle auf ihren Mann warten. Von niemandem ließ sie sich überreden, auf die Abteilung zurückzukehren. Tränenüberströmt bat sie die Nachtwache, ihren Ehemann anzurufen. „Ich kann dich nicht mehr zurücknehmen, weißt du", sagte der Ehemann am Telefon, „jede Nacht hast du neben mir eingenässt". – „Das ist nicht wahr", behauptete die Patientin und wischte ihre Wangen, „das sind doch meine Augen, die das Bett nass machen."

Bei den meisten Patienten mit fortgeschrittener Demenz tritt Urininkontinenz und später auch Stuhlinkontinenz auf. Inkontinenz ist neben unruhigem und aggressivem Verhalten der häufigste Grund für eine Heimeinweisung der Betroffenen, sie bedeutet eine belastende Situation für die Betroffenen, die Angehörigen und die Pflegenden.

8.1
Verlust der Blasen- und Darmkontrolle

Während die Urinausscheidung den Elektrolyt- und Flüssigkeitshaushalt reguliert, entsorgt die Stuhlausscheidung unverdaute Nahrungsrückstände sowie Endprodukte des Stoffwechsels aus unserem Körper. Es ist klar, dass Blase und Enddarm, die für eine so wichtige Aufgabe zuständig sind, über komplexe Steuerungsmechanismen verfügen müssen, die sowohl die „Abdichtung" als auch die „Öffnung" des Körpers garantieren. Blase und Enddarm sind neuromuskuläre Füllungsreservoirs, deren Wände permanent Signale von Dehnungs- und Volumenrezeptoren ins Rückenmark senden, die in einem Reflexbogen eine Füllung oder Entleerung bewirken. Beim Urinhaltereflex z. B. wird die Muskulatur des äußeren und inneren Schließmuskels aktiviert, während die Aktivität der Blasenwand gehemmt wird; bei der Entleerung der Blase wirkt diese Steuerung gerade umgekehrt. Über die – von uns nicht wahrgenommene – reflektorische Steuerung hinaus werden Füllungs- und Entleerungssignale über das Rückenmark auch in den Hirnstamm und von dort in die Hirnrinde geleitet, sodass uns Harn- oder

Stuhlgang bewusst werden und wir willkürlich Zeit und Ort der Entleerung von Blase (Miktion) und Darm (Defäkation) bestimmen können. Bei der Miktion kann die Großhirnrinde (Kortex) das Miktionszentrum im Hirnstamm so hemmen, dass die Miktion auch bei großem Druck in der Blase hinausgezögert werden kann.

Auch psychische Stimmungen, z. B. Aufregung oder Angst, können durch eine neurologische Verknüpfung mit dem sympathischen Nervensystem eine Aktivität der Blasenwand auslösen, was das häufige Urinlösen vor Prüfungen erklärt. Eindrücklich bei Demenz ist nun, wie durch die nervliche Entknüpfung der beteiligten Hirnareale eine ungezügelte Steuerung von Blase und Enddarm entstehen kann, die zur Inkontinenz führt.

Demenz- und nichtdemenzbedingte Inkontinenz

Von den zahlreichen urologisch-anatomischen, neurologischen und medikamentös bedingten Ursachen der Inkontinenz wollen wir uns hier ausschließlich mit der demenzbedingten Inkontinenz befassen, zugleich aber betonen, dass auch bei Menschen mit Demenz urologische, gynäkologische, infektiöse und medikamentöse Ursachen der Inkontinenz (oder des Harnverhalts) erkannt und behandelt werden müssen, insbesondere die häufigen Harnwegsinfekte, Diabetes, Prostataerkrankungen oder bestimmte Medikamente. Auch pflegerisch-betreuerische Einflüsse von außen können eine Inkontinenz verstärken, wie z. B. die viel zu frühe, aber bequeme Versorgung mit Einlagen (Windeln) sowie generell zu wenig Zeit, Verständnis und Geld für die Ausscheidung bei demenzbetroffenen Menschen.

Demenzbedingte Inkontinenz

Die Ursache der rein demenzbedingten Inkontinenz ist nicht restlos geklärt, aber sie geht mit dem Schweregrad der kognitiven Behinderung einher und tritt häufig bei einem Minimalstatus um/unter 15/30 Punkten auf. Nicht vergessen werden darf, dass zur erfolgreichen Miktion bzw. Defäkation eine erfolgreiche Verknüpfung kognitiver Fähigkeiten gehört:

Die Ausscheidung muss wahrgenommen und initialisiert werden (Entscheidungsfähigkeit): Viele mobile Patienten nehmen den Blasen- oder Enddarmdruck zwar wahr, können sich aber nicht zu einem Toilettengang „aufraffen".

Ferner muss der Ausscheidungsakt durchgehalten werden (Konzentration, Gedächtnis): Viele Patienten bleiben nur kurz auf der Toilettenschüssel sitzen und stehen dann wieder auf.

Zuvor muss die Toilette überhaupt erst einmal aufgesucht werden (örtliche Orientierung): Viele Patienten finden die Toilette nicht mehr oder sitzen im Rollstuhl.

Auch motorisch-praktische Fähigkeiten, wie sich entkleiden und auf die Schüssel setzen, sowie prozedurale Fähigkeiten, wie sich säubern und die Spülung betätigen, sind notwendig.

Pflegenden sollten sich diese für uns selbstverständlichen, für die Betroffenen aber nicht mehr *miteinander verbundenen* Teilschritte vor Augen halten, wenn sie die Patienten wirksam unterstützen und anleiten möchten **(Tab. 8-1)**.

Tabelle 8-1: Umgang mit Inkontinenz bei Demenz (eigene Darstellung)

Mittelschwere Demenz: Toilettengang verursacht Angst, Überforderung	**Schwere Demenz: Toilettengang ist kaum mehr möglich**
auf nonverbale Signale der Bedürfnisse achten (z.B. psychomotorische Unruhe, Gesichtsausdruck, Rufen, Schreien)	auf nonverbale Signale der Bedürfnisse achten (z.B. psychomotorische Unruhe, Gesichtsausdruck, Rufen, Schreien, gespanntes Abdomen)
• ballaststoffreiche Ernährung • ausreichend Flüssigkeit anbieten • auf regelmäßige Darmentleerung achten • Kombination osmotisch wirksamer Laxanzien und Gleitmittel	• ballaststoffreiche Ernährung • ausreichend Flüssigkeit anbieten • auf regelmäßige Darmentleerung achten • Kombination osmotisch wirksamer Laxanzien und Gleitmittel • Klistiere großzügig und häufig anwenden • evtl. Darmrohr einsetzen
Verbesserung der Mobilität	Einlagewechsel langsam gestalten, bei Schamgefühl eventuell (blind) unter dem Deckbett wechseln
regelmäßig (dokumentiert) zum Toilettengang animieren oder direkt aufs WC führen Bewohnerin einladen ohne von der Ausscheidung zu sprechen	regelmäßig (dokumentiert) auf Nachtstuhl im Zimmer
leicht zu öffnende Kleidungsstücke	leicht zu öffnende Kleidungsstücke
klar erkennbare Toiletteneingänge gute Beleuchtung	

Mittelschwere Demenz: Toilettengang verursacht Angst, Überforderung	Schwere Demenz: Toilettengang ist kaum mehr möglich
„gemütliche" Ausstattung der Toilette, Zeitschriften, Farben, Dekorationen	Intimsphäre wahren durch Paravents keine fremden Blicke Zimmertüre schließen, keine Besucher keine Gänge weg vom Bett oder Nachtstuhl
Zusatzhocker für begleitendes Personal Schoß mit Tuch schützen ruhig bleiben, nicht ständig reden oft benötigt die Bewohnerin bis zu 10 Minuten, bis die Ausscheidung möglich wird.	Patient nicht allein auf Nachtstuhl lassen evtl. warme Bauchwickel evtl. Basale Stimulation® durch langsame Streichungen in Darmrichtung
Tür evt. einen Spalt offen lassen	
evtl. Aufsatz, damit der Patient nicht tief sitzen muss	
evtl. Schemel für die Füße	
Medikation überprüfen auf Verstärken der Inkontinenz: • Diuretika • Neuroleptika und Benzodiazepine	Medikation überprüfen auf Verstärken der Inkontinenz bzw. des Verhalts: • Diuretika • Neuroleptika und Benzodiazepine • Opiate
nach Grobreinigung Reinigung mit Körperpflegecreme	nach Grobreinigung Reinigung mit Körperpflegecreme
evtl. loben oder zumindest Erfolg bestätigen evtl. sich bedanken diskret zurückführen Ausscheidung nie vor anderen Personen erwähnen	evtl. loben oder zumindest Erfolg bestätigen
auf Geruch, Farbe, Beimengungen achten	auf Geruch, Farbe, Beimengungen achten
Dokumentation	Dokumentation

8.2
Als Kind trocken und sauber – bei Demenz nass und schmutzig?

Reisberg (1998), der amerikanische Demenzforscher, stellt die Inkontinenz in eine Reihe alltäglicher Funktionen (ATLs), deren allmählicher demenzbedingter Verlust umgekehrt zum kindlichen Entwicklungsalter verläuft. In seinem Retrogenese-Modell (Rückwärtsentwicklung, **Kap. 5.2**) der Demenz beschreibt er, dass die Betroffenen bei der Ausscheidung ängstliches und teilweise aggressives Verhalten entwickeln, wie wir es auch bei überforderten Kleinkindern beim Erlernen der Ausscheidung, also beim Sauber- und Trocken-Werden kennen.

Largo, emeritierter Professor für Kinderheilkunde und Buchautor, beschreibt in seinem Buch *Babyjahre* (2011) anschaulich die spontane – und von einer Sauberkeitserziehung weitgehend unabhängige – Eigeninitiative des zwischen 18 und 48 Monate alten Kindes zur Beherrschung von Blase und Enddarm. Die Eltern unterstützen ihr Kind dann am wirksamsten, wenn sie ihm Vertrauen in die neue Selbstständigkeit signalisieren. Gleichzeitig bieten sie ihm Vereinfachungen, wie z. B. Hosen mit elastischem Bund an (und eben nicht mit Knöpfen oder Reißverschlüssen, wenn es pressiert) oder stellen ihm einen kleinen Schemel vor die Toilettenschüssel, um die Füße abzustützen. Zwei Abbildungen in Largos Buchklassiker illustrieren diese unterstützende Haltung:

In der ersten sitzt der Vater eines kleinen Jungen, der auf seinem kleinen Topf sitzt, ebenfalls auf der Toilette und begleitet seinen Sohn bei der Ausscheidung. In der zweiten Abbildung wird ein etwas älterer Junge gezeigt, der sich zufrieden mit einem Bilderbuch auf die Toilette setzt.

Und genau solche Unterstützungen, wie das Dabeisitzen (natürlich in Kleidern) oder eine „gemütliche" Ausstattung der Toilette mit Zeitschriften, Dekorationen und vor allem nachts mit guter Beleuchtung, werden von den Pflegenden auch bei demenzbetroffenen Patienten erfolgreich eingesetzt. All das setzt neuropsychologisches Verständnis und eine gewisse Überwindung bei den Pflegenden voraus.

Ausscheiden – „Etwas Besonderes leisten"

Allerdings ist die Analogie der demenzbedingten Inkontinenz mit derjenigen kleiner Kinder auch problematisch. Beschränkt man sich einmal darauf, dass die demenzkranken Bewohner den Drang zwar wahrnehmen, ihn aber zeitlich nicht mehr interpretieren und sich zu ihm verhalten können (unterdrücken, aufschieben, anmelden), zeigt sich rasch das eigentliche Pflege- und Betreuungsdilemma. Entgegen dem Kleinkind handelt es sich bei den Bewohnern nämlich um betagte

Menschen mit gesellschaftlichen und biografisch geprägten Erinnerungen. Gerade die Generation jetzt hochbetagter Bewohner erlebte in ihrer Kindheit eine rigide und mit großer Scham besetzte Sauberkeitserziehung. Solchen Bewohnern ihre Inkontinenz zu erklären und sie, womöglich noch vor anderen Mitbewohnern, zum Toilettentraining aufzufordern, bedeutet für sie eine grobe Verletzung ihrer Intimsphäre.

Hinzu kommt mit fortschreitender Krankheit noch eine ganz andere Bedeutung der Ausscheidung. Erikson (1973, S. 76), der die psychoanalytische Theorie Freuds um die psychosoziale Entwicklung des Menschen erweitert hat, zeigt uns, dass die Ausscheidung weit mehr ist als bloßes Sich-Entledigen von Stoffwechselprodukten. Er schreibt, dass der Vorgang der Entleerung von Darm und Blase von Anfang an von einem Gefühl begleitet sei, etwas *gut* gemacht zu haben, etwas *Besonderes geleistet zu haben*, das zur Selbstgewissheit der Person beiträgt. Mit dem Verlust der bewussten Ausscheidung geht in der Demenz leider auch ein weiteres Stück dieser Selbstgewissheit verloren, was dissoziative Zustände begünstigt.

8.3
Ausscheiden – eine diplomatische Gratwanderung

Wie in den vorangegangenen Kapiteln gezeigt, geht es auch bei der Hilfestellung zur Ausscheidung immer wieder darum, zu viele Fragen und Erklärungen, die den Patienten ins Nachdenken und Grübeln bringen („Es ist für Sie besser, wenn Sie jetzt die Blase leeren" etc.) zu vermeiden. Der Patient mit fortgeschrittener Demenz kann ja den Verlust der Autonomie bezüglich seiner Ausscheidung nicht beurteilen und sich auch keine Bewältigungsstrategie zulegen.

Ich-schonender und zugleich wirksamer ist es deshalb, die Betroffenen durch eher allgemein gehaltene Angebote, z. B. „Jetzt ist es Zeit", „Jetzt ist es soweit" oder „Jetzt kommt es" an den vorbereiteten Ort des Geschehens zu locken, um sie dort für das zu verrichtende Geschäft zu animieren. Meistens genügt schon der Kontakt des Gesäßes mit der Klobrille oder allein der Anblick der Toilettenschüssel; manchmal wirkt das Geräusch des geöffneten Wasserhahns als Stimulus. Wichtig ist es, den Betroffenen genügend Zeit zu lassen, sie allenfalls von der Miktion bzw. Defäkation abzulenken und sie insofern zu beruhigen, dass es nicht unbedingt zur Entleerung kommen muss. Manchmal ist es hilfreich, wenn die Pflegenden ihre Anwesenheit gewissermaßen entschuldigen. Manchmal ist es hilfreich, die „außerordentliche Leistung" zu betonen. An den spontanen Reaktionen der Betroffenen von „Gehen Sie hinaus" bis hin zum verzweifelten „Bleib bei mir" lässt sich oft der Grad der Störung erahnen. Mit zunehmendem Vertrauen zur Begleitperson bildet sich aber bei den Betroffenen oft jene Selbstverständlichkeit für die begleitete Ausscheidung wieder zurück, die sie für die selbstständige Ausscheidung verloren haben.

8.4
Zitierte und weiterführende Literatur

Dal-Bianco, P. (2004). Hirnleistungsstörungen/Demenzen als Ursache der Inkontinenz – neurologische Aspekte. *Journal für Urologie und Urogynäkologie*, 11 (1), 19–21.

Erikson, Erik H. (1973). *Identität und Lebenszyklus*. Frankfurt a. M.: Suhrkamp Taschenbuch Wissenschaft 16.

Grond, L. (2005). *Pflege Demenzkranker.* 3. Aufl. Hannover: Schlütersche.

Hayder, D., Kuno, E. & Müller, M. (2012). *Kontinenz – Inkontinenz – Kontinenzförderung.* Bern: Verlag Hans Huber.

Largo, R. (2011). *Babyjahre. Entwicklung und Erziehung in den ersten vier Jahren.* 5. Aufl. München: Piper.

Reisberg, B., Auer, S. R., Monteiro, I., Franssen, E. & Kenowsky, S. (1998). A rational psychological approach to the treatment of behavioral disturbances and symptomatology in AD based upon recognition of the developmental age. *International Academy for Biomedical and Drug Research*, (13), 102–109.

9
Verändertes Selbsterleben bei Demenz: Sich-Bewegen

Reto W. Kressig und Christoph Held

Auf dem Perron [Bahnsteig; Anm. d. Lekt.] eines Bahnhofs beobachtete eine demenzkranke Patientin, die ihren Begleiter aus den Augen verloren hatte, wie die Leute um sie herum zu den Zügen gingen. Vor den Zugtüren, die sich automatisch geöffnet hatten, trafen die Aussteigenden auf die Zusteiger. Die Patientin wich all diesen Passanten, die mit der einen Hand ein Rollköfferchen hinter sich herzogen und mit der anderen Hand ein Mobiltelefon an ihr Ohr hielten, sehr geschickt aus. Auf einmal schrie ihr Begleiter, der sie in der Menge entdeckt hatte, ihren Namen und rief, sie möge sofort stehen bleiben. In diesem Moment stürzte sie zu Boden. Einige Passagiere steckten sofort ihre Handys in die Tasche und knieten zu ihr nieder. „Ein Bahnhof ist nichts mehr für ältere Leute", sagte sie.

9.1
Gehen-Lernen ist ein langer Prozess

Für den erwachsenen Menschen stellt das Gehen kein Problem dar. Monotone, rhythmisierte und repetitive Bewegungen, wie das Gehen auf ebener Strecke, benötigen wenig Aufmerksamkeit des „Autopiloten". Beobachten wir hingegen, wie unbeholfen ein kleines Kind seine ersten unregelmäßigen Schritte in die Welt setzt und dabei – zum Glück ohne Folgen – immer wieder stürzt, lassen sich die spätere hochkomplexe Planung, Steuerung und Koordination beim Gehen erahnen. Seinen höchsten Automatisierungsgrad erreicht der Gang erst nach der Pubertät. Erst dann ist ein Schritt praktisch gleich lang wie der andere und durch sportliche Aktivität kann die Schrittlängenregelmäßigkeit sogar bis auf den Millimeter genau perfektioniert werden. Im Erwachsenenalter gibt es – Gesundheit vorausgesetzt – fast keine Variabilität der Schrittlänge mehr und dies ist eine der Voraussetzungen dafür, dass wir nicht ständig stürzen, mit ungleich schwerwiegenderen Folgen als beim Kleinkind. Vermutlich spielen bei dieser geglückten Automatisierung des Gehens bestimmte Regionen im Gehirn, die so genannten

Basalganglien, eine Rolle, denen man die Steuerung der Rhythmizität des Gehens und generell der Bewegungen zuschreibt.

9.2
Die geteilte Aufmerksamkeit

Zwei oder mehr Aktivitäten zusammen durchzuführen sind anspruchsvolle mentale Aufgaben, aber das motorisch-kognitive *Dual- oder Multi-Tasking* ist längst Bestandteil unseres digitalen Alltags.

Selten bewegen wir uns fort, ohne noch an etwas zu denken, zu sprechen, zuzuhören oder mit dem Handy zu kommunizieren. Scheinbar problemlos können wir kognitive mit motorischen Aktivitäten kombinieren, mit der Einschränkung einer gewissen Verlangsamung, wie wir sie z. B. beim Autofahrer beobachten, der unbewusst langsamer fährt, wenn er gleichzeitig telefoniert.

Weil Patienten mit kognitiven Störungen über ein geringeres Maß an Aufmerksamkeit verfügen, bekunden sie oft große Mühe, zu gehen und gleichzeitig noch eine andere Aufgabe zu lösen. Im Alltag kann z. B. so viel Aufmerksamkeit für ein *intensives Zuhören* abgezogen werden, dass das Gehen *destabilisiert* wird. Nicht umsonst bitten wir jemanden, sich zu setzen, wenn wir ihm eine besonders freudige oder traurige Nachricht überbringen wollen.

Ganganalysen von betagten Menschen, die mit einer Sturzanamnese zur Abklärung zugewiesen werden, belegen diesen *Einbruch an Aufmerksamkeit* für die Motorik eindrücklich. Zunächst zeigen die Betroffenen während der Untersuchung ein wunderbar sicheres und regelmäßiges *Gangbild*, sodass der Untersucher ganz andere Ursachen für die Stürze vermutet, beispielsweise kurz andauernde, herzbedingte Ohnmachten. Bittet man dann die gleichen Testpersonen, ein zweites Mal zu gehen, dazu aber Tiernamen aufzuzählen oder einfache Rechenaufgaben zu lösen, bewegen sich diese Menschen, die das Gehen zuvor noch so brillant bewältigt haben, auf einmal sehr unsicher, gehen mit unregelmäßiger Schrittlänge oder bleiben sogar stehen. Studien aus den USA zeigen, dass Testpersonen, die später an einer Demenz erkrankten, bereits 5 Jahre vor der Demenz-Diagnose eine *erhöhte Gangvariabilität* in einem Bereich von wenigen Zentimetern von Schritt zu Schritt aufwiesen und diese Unregelmäßigkeit nahm mit fortschreitender Demenz zu.

9.3
Demenz und Sturzgefahr

An Demenz erkrankt man in der Regel in einem Alter, in dem sich auch bei kognitiv Gesunden bereits einige – für das automatische Gehen unabdingbare – *sensorische Rückmeldungen* verändert haben, z. B. die Wahrnehmung der Oberfläche einer Gehstrecke, ihre Steigung oder ihre Richtung. Seh- und Hörprobleme, Störungen der Tiefensensibilität, z. B. bei Diabetes und Polyneuropathie, Gelenkschmerzen beim Gehen sowie generell der Schwund von Muskelkraft sind wesentliche Faktoren, die diese automatisch registrierten Rückmeldungen verringern und das Gehirn gleichsam zwingen, die vermisste Sensorik zu *suchen*, was mehr Aufmerksamkeit in Anspruch nimmt, die dann von anderen Aufgaben *abgezogen* wird. Wenn nun plötzlich beim Gehen ein Telefonanruf kommt oder etwas Unvorhergesehenes geschieht, wird der der größte Teil der Aufmerksamkeit auf dieses neue Ereignis gerichtet und von der motorischen Störung *weggerissen*, was zum Sturz führen kann.

9.4
„Wachwandeln"

Damasio (2000, S. 317) weist in seinem Buch *Ich fühle also bin ich* darauf hin, dass Menschen mit fortgeschrittener Demenz nicht mehr *zielgerichtet* handeln oder sich fortbewegen können. Die Betroffenen sind beim Gehen zwar wach und reagieren auf eine elementare motorische Weise, indem sie z. B. einen Löffel kurz ergreifen. Die Bewegungsmuster wirken aber mechanisch; in wenigen Sekunden ist die Aufmerksamkeit für die motorische Aktion zusammengebrochen und richtet sich auf etwas anderes. Ein solches Verhalten ist – wie in Kapitel 4 ausführlich dargestellt wurde – Ausdruck des veränderten Selbsterlebens bei Demenz. Versuche von Pflegenden und Angehörigen, von den Betroffenen eine Erklärung für ihr zielloses Gehen oder Greifen zu bekommen, enden nicht selten mit gereiztem oder aggressivem Verhalten der Patienten.

9.5
Verhindern von Stürzen

In frühen wie in späten Phasen der Demenz liegt der Focus auf dem Verhindern von Stürzen, die für betagte Menschen eine Katastrophe bedeuten. Nach den obigen Ausführungen heißt Sturzprophylaxe bei Demenzpatienten in erster Linie, alle Maßnahmen zu ergreifen, um die altersbedingte eingeschränkte Wahrneh-

mung, welche zum Gehen notwendig ist, nicht noch mehr einzutrüben. Dazu gehören:
- Verbesserung von Sehfähigkeit und Gehör
- gute Schuhe
- Gehhilfen aller Art
- helle Beleuchtung
- Elimination von Stolperfallen
- Anbieten von Sitz- und Liegegelegenheiten in Fluren und Gemeinschaftsräumen
- Vermeiden mechanischer Fixierungen – insgesamt also eine große Palette von Anpassungen zu Hause und im Heim.

Sehr wichtig ist bei motorisch aktiven Demenzkranken auch eine durch Eiweiß ergänzte Ernährung, welche die muskuläre Stabilität und Balance aufrechterhält.

Zur Sturzprophylaxe gehört nach den obigen Ausführungen aber auch ein *vorausschauender und nicht überfordernder Umgang* mit den Betroffenen. Immer wieder müssen Angehörige und Betreuer auf die knappe Ressource für die geteilte Aufmerksamkeit beim Demenzpatienten hingewiesen werden, um diesen nicht mit Reizen und Anforderungen erst recht zum Stürzen zu bringen. Auf keinen Fall sollten die Wanderer, in welche die Pflegenden oft *eine psychische Unruhe* hineinprojizieren, medikamentös betäubt werden, denn oft bewegen sie sich trotz Treppen oder Absätzen erstaunlich behände und sicher und stürzen erst nach der Einnahme von Tabletten, z. B. von Neuroleptika oder Benzodiazepinen. Auch der Konsum von Alkohol erhöht das Sturzrisiko.

9.6
Kinästhetik

Zum Schluss dieser Betrachtungen über Demenz und Sich-Bewegen sei ergänzend darauf hingewiesen, dass auch Demenzkranke, denen es nicht einmal mehr gelingt, sich im Bett zu drehen, am Bettrand zu sitzen oder den Kopf aufrechtzuhalten, dennoch über motorische Fähigkeiten verfügen, die genutzt werden können. Konsequent täglich durchgeführte Kinästhetik erhält und fördert die körperliche Selbstwahrnehmung sogar bei diesen schwerkranken Patienten. Bei ihnen kommt es nämlich oft zu einem motorischen Zustand, der von den Pflegefachkräften als „schwer beweglich" und „wenig kooperativ" eingestuft wird. Transfers auf einen Stuhl oder Lageveränderungen dieser „immobilen" Patienten werden dann oft nach der Hauruck-Methode ausgeführt.

Ganz anders gestalten sich die Bewegungen der Kinästhetik. Einzelne Körperteile erfahren Bewegung und werden so nacheinander in die gewünschte Lage bewegt. Diese aktive und passive Mobilisation kann nicht immer außerhalb des Bettes erfolgen. Die Umgebung des Bettes sollte so gestaltet sein, dass kleine und größere Bewegungsaktivitäten ausgeführt werde können. Konsequent täglich durchgeführte Bewegungsaktivitäten fördern die motorische Wahrnehmung (Propriozeption) schwer dementer Menschen und geben ihnen ein Stück ihres *Körperselbst* zurück.

9.7 Musik- und Bewegungsinterventionen

Seit langem ist bei Patienten mit Parkinson-Krankheit bekannt, dass eine rhythmische Kadenzierung wie rhythmisches Zählen, eine *neurologische Bahnung* bewirken kann, die eine Bewegung initialisiert und unterstützt. Fallberichte und Studien aus der asiatischen Welt zeigen nun, dass Takt und Rhythmisierung mittels *Musik*, *Tanz* und *Rhythmik* auch bei Patienten mit Alzheimer-Krankheit zu einer wirksamen Besserung von motorischer Unruhe, räumlicher Desorientiertheit und Sprachproduktion führen. Demenzkranke, die gerade noch den Namen einiger Familienmitglieder nennen konnten, sprachen nach wöchentlich durchgeführten Besuchen von *Rhythmik-Ateliers* (s. Kasten) wieder ganze Sätze und konnten wieder mit ihren Angehörigen kommunizieren. Die Wirkung beruhte allerdings nicht auf einer passiven Berieselung mit Musik auf der Abteilung – das ist eher eine zusätzliche Quelle für eine Störung der Aufmerksamkeit, sondern auf *aktiver* Teilnahme durch *Singen*, *Takt-Klopfen* oder eben *Tanzen*.

> **Jaques-Dalcroze-Rhythmik – Bewegungen lernen, auch bei Demenz**
>
> Die Jaques-Dalcroze- bzw. Dalcroze-Rhythmik – um 1900 von Émile Jaques-Dalcroze (1865–1950) in Genf entwickelt – verbindet spielerisch Klaviermusik mit motorischen Koordinationsaufgaben des Körpers. Sie fördert die soziale Interaktion mit den Betreuenden, welche die Bewegungen zum Teil spiegelbildlich vormachen. Auf der Akutgeriatrie des Universitätsspitals Basel sowie in einigen Alters- und Pflegezentren der Stadt Basel wird wöchentlich ein *Dalcroze-Atelier* von 60 Minuten im Sitzen angeboten. Bei Menschen mit Demenz konnte ein positiver Einfluss auf Stimmung, Verhalten und Sprache beobachtet werden. Bei kognitiv gesunden Senioren konnten eine Sturzreduktion und eine verbesserte Dual-Task-Funktion durch regelmäßige Dalcroze-Rhythmik wissenschaftlich nachgewiesen werden.
> Weitere Informationen unter: www.seniorenrhythmik.ch und www.dalcroze.ch.

9.8
Wege ohne Ziel für Wanderer ohne Ziel?

Seit den 90er-Jahren des 20. Jahrhunderts werden in Demenzeinrichtungen kreisförmig verlaufende Gänge und in den Außenbereichen häufig so genannte *Rundläufe* angelegt, die den in diesem Beitrag beschriebenen *motorischen Verhaltensmustern* möglichst wenig Grenzen entgegensetzen sollen. Lange Zeit galt z. B. das *Gradmann Haus* in Stuttgart Kaltental diesbezüglich als Referenzeinrichtung, die als idealtypischen Grundriss zwei Wohngruppen um eine atriumähnliche Wandelhalle mit Endlosfluren gruppierte.

Heute ist wissenschaftlich umstritten, ob solche architektonischen Einzelmaßnahmen überhaupt eine bedeutsame Wirkung haben oder ob eine Verbesserung der Lebensqualität Demenzkranker nicht viel mehr vom *Zusammenwirken* verschiedener Komponenten wie Ausbildungsqualität der Pflegenden und Einbezug der Angehörigen und insbesondere von der Organisation einer Pflegeeinrichtung abhängig ist. Wichtig ist auch zu wissen, dass nur etwa 10–20 % aller Patienten mit fortgeschrittener Demenz so bizarre motorische Bewegungsmuster wie *Wandering* zeigen (vgl. Marshall & Allan, 2011).

9.9
Zitierte und weiterführende Literatur

Damasio, A. (2000). *Ich fühle, also bin ich. Die Entschlüsselung des Bewusstseins*. Berlin: List.
Held, Chr. & Ermini-Fünfschilling, D. (2006). *Das demenzgerechte Heim*. Basel: Karger.
Marshall, M. & Allan, K. (2011). *„Ich muss nach Hause" Ruhelos umhergehende Menschen mit Demenz verstehen*. Bern: Verlag Hans Huber.
Theill, M. et al. (2011). Simultaneously Measuring Gait and Cognitive Performance in Cognitively Health and Cognitively Impaired Older Adults: The Basel Motor-Cognition Dual-Task Paradigm. *Journal of the American Geriatric Society* (59), 1012–1018.
Züger, Chr. et al. (2012). Es geht noch mehr als ich meine. *Krankenpflege/Soins infirmiers* (2), 21–23.

10
Verändertes Selbsterleben bei Demenz: Herausforderndes und schwieriges Verhalten

René Buchmann, Thomas Leyhe und Christoph Held

Seine Ehefrau hatte gerade die Teller von den Resten des Mittagessens gespült, als er mit der Faust auf den Küchentisch schlug: „Wann gibt es endlich zu essen!?", rief er ungeduldig. Überrascht wandte sie sich um und sagte: „Aber Du hast doch gerade ein Rahmschnitzel mit Nudeln verzehrt!" Und noch bevor sie hinzufügen wollte: „Und ein Stück Quarktorte", umklammerte er mit seinen Händen beide Vorderarme seiner Frau und löste den schmerzhaften Griff erst, als sie laut und bestimmt sagte: „Ich muss sofort auf Toilette." Heimlich wollte sie das Mobiltelefon mitnehmen, aber ihr Mann merkte es und folgte ihr die Treppe hoch. „Du machst jetzt sofort auf", schrie er und die Nachbarin, die später den Sanitätswagen vor dem Haus sah, hörte auf ihrem Anrufbeantworter, mit welcher Wucht er mit Fäusten und Füßen gegen die Toilettentüre geschlagen hatte.

10.1
Was sind „BPSD"?

In den vorherigen Kapiteln haben wir ausführlich Veränderungen des Selbsterlebens bei Demenz dargestellt. Bereits in frühen Phasen der Krankheit kommt es deshalb zu einer nachhaltigen psychischen Erschütterung mit sozialem Rückzug, Traurigkeit und Depression.

In späteren Phasen können psychiatrische Symptome wie Wahn, Halluzinationen, Unruhe, Umherwandern, Schreien oder körperliche Aggressionen auftreten. Alle diese Symptome und Verhaltensstörungen werden unter dem englischen Fachbegriff *behavioral and psychological symptoms of dementia* (BPSD) zusammengefasst und sind in der Gerontopsychiatrie zu einem eigenständigen Gebiet der Diagnostik und Therapie geworden.

BPSD tragen erheblich mehr zur Belastung der Familie oder des Personals bei als die kognitiven Defizite der Betroffenen. BPSD können plötzlich und unvorhersehbar auftreten und für die Umgebung so zerstörisch sein, dass die körperliche und seelische Integrität der Angehörigen oder des Personals gefährdet sein kann.

Tabelle 10-1: Demenzassoziierte Verhaltensauffälligkeiten (eigene Darstellung)

Verhalten	Psychiatrische Symptome
Agitiertheit	Angst
Unruhe	Gereiztheit
Hyperaktivität	Depressivität
Umherlaufen	Affektlabilität
Stereotype Handlungen	Apathie
Aggressivität	Wahn
Störung der Nahrungsaufnahme	Halluzinationen
Störung des Tages- und Nacht-Rhythmus	
Sozial unangemessenes Verhalten	

Verhaltensstörungen wie Schlagen oder Umherwandern sind die häufigsten Ursachen für die Einweisung in eine Institution. BPSD treten bei Demenzkranken sehr variabel auf. Auch ihre Dauer ist sehr unterschiedlich und spannt sich von wenigen Augenblicken bis zu mehreren Monaten. Insgesamt wird die Häufigkeit von BPSD in der Literatur mit bis zu 80 % angegeben.

10.2
Warum kommt es zu BPSD?

Gewisse Verhaltensstörungen kommen bei bestimmten Demenzformen häufiger vor **(Tab. 10-2)**. Sexuelle Enthemmung, Essstörungen oder rücksichtsloses Verhalten sind bei Demenzen des Frontalhirns gehäuft und diagnostisch oft wegleitend. Bei der Alzheimer-Krankheit sind Antriebsstörungen und wahnhafte Störungen sehr häufig, bei der Lewy-Body-Demenz sind es visuelle Halluzinationen, bei vorwiegend vaskulären Demenzen Depression und Affektlabilität. Generell unterscheiden sich Gefühlsveränderungen in der Demenz von vergleichbaren Störungen bei kognitiv intakten Patienten. Depressive Verstimmungen z.B. oder suizidale Gedanken treten oft nur flüchtig auf und verschwinden wieder. Häufig erleben wir, dass gestresste demenzkranke Patienten z.B. bei der Morgenpflege „wie nebenbei" Sterbenswünsche äußern, aber dann, beim Mittagessen, scheinbar zufrieden Erdbeeren essen und Todesgedanken weit von sich weisen.

Es gibt bis heute keine eindeutige biochemische Erklärung für BPSD. Verschiedene Faktoren, wie eine geringere Anpassungsfähigkeit vorgeschädigter

10.2 Warum kommt es zu BPSD?

Tabelle 10-2: Verhaltensauffälligkeiten bei verschiedenen Demenzen (eigene Darstellung)

Alzheimer-Demenz	Vaskuläre Demenz	Lewy-Body-Demenz	Frontotemporale Demenz
• Apathie • Agitiertheit • Reizbarkeit • Angst • optische Halluzinationen	• Apathie • Depression • Wahn	• Halluzinationen • Wahn • Depression • Schlafstörungen	• Apathie • Gefühlsarmut • Enthemmung • Einsichtslosigkeit • zwanghaftes Verhalten • Essstörung

Hirnstrukturen sowie chemische Veränderungen der Botenstoffe Acetylcholin, Serotonin und Dopamin an den Nervenverbindungen, gelten als Ursachen.

Stress wegen kognitiver Überforderung und vor allem die so häufig übersehene psychische Überforderung bei verändertem Selbsterleben der Betroffenen spielen aber eine *die entscheidende Rolle*.

Neurotransmitterstörungen bei Demenz vom Alzheimer Typ

Acetylcholin ↓↓ — Gedächtnisstörung

Glutamat ↑ — Gedächtnisstörung, Neurodegeneration

Serotonin ↓ — Depressive Verstimmung

Noradrenalin ↓↓

(physiologisch / Alzheimer-Demenz)

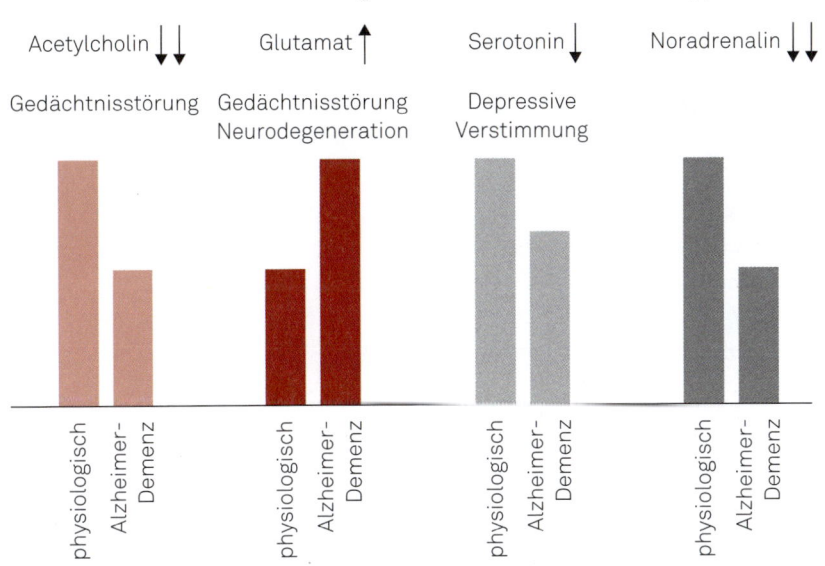

Abbildung 10-1: Neurotransmitterstörungen bei der Alzheimer-Demenz (Quelle: Darstellung nach Wallesch, C.W., Förstl, H.; Demenzen, 2005)

10.3
Wie werden BPSD erfasst und diagnostisch beurteilt?

Skalen wie z. B. das Neuropsychiatric Inventary (NPI) von Cummings können als Ausgangspunkt eines pflegerischen Assessments hilfreich sein. Das NPI erfasst die psychiatrischen Symptome nach Häufigkeit und Schweregrad und schätzt zusätzlich die Belastung der Pflegenden ein **(Tab. 10-3)**.

Tabelle 10-3: Neuropsychiatric Inventory (NPI) n. Cummings (2003) – Nursing Home Version. Erfassung und Quantifizierung einzelner Störungen sind hilfreich für die Zuordnung psychiatrischer Syndrome als Ausgangspunkt einer Behandlung (weitere Informationen unter http://npitest.net/). Die beobachteten Störungen werden zwölf Bereichen zugeordnet.

1. Wahnvorstellungen
2. Halluzinationen
3. Erregung/Aggression
4. Depression/Dysphorie
5. Angst
6. Euphorie
7. Apathie
8. Enthemmung
9. Reizbarkeit
10. abweichendes motorisches Verhalten
11. Schlaf
12. Appetit/Essstörungen.

Anschließend erfolgt die quantitative und qualitative Erfassung:

Häufigkeit:
1. *selten:* weniger als einmal pro Woche
2. *manchmal:* etwa einmal pro Woche
3. *häufig:* mehrmals pro Woche, nicht täglich
4. *sehr häufig:* einmal oder mehrmals pro Tag.

Schweregrad:
1. *leicht:* wenig Belastung für den Patienten
2. *mittel:* belastend und störend
3. *schwer:* sehr störend/belastend für Patient und Betreuungsperson.

10.4
Medikamentöse Behandlung von BPSD

Vor einer allfälligen Behandlung mit Psychopharmaka ist es wichtig, die körperlich behandelbaren Ursachen von BPSD auszuschließen.
Mögliche Identifizierung von Gründen für BPSD:
- Grundbedürfnisse/Vitalwerte: Hunger, Durst, Ausscheidung, Schmerzen, Fieber
- Metabolisch: Elektrolyte, Blutzucker, Avitaminosen
- Verändertes Selbsterleben: Ich-Störungen, Angst, Wahn, Halluzination
- Wahrnehmungsstörungen: Sehen, Hören, Riechen, Berührung
- Medikamente: Wechsel- und Nebenwirkungen, Alkohol, Nikotin
- Krankheitsbedingt durch veränderte Botenstoffe
- Kontaktverarmung, Ärger/Wut auf die Pflegenden

10.5
Psychopharmaka verantwortungsvoll einsetzen

Schlechtere Verträglichkeit sowie die bei betagten Menschen veränderte Aufnahme und Ausscheidung der Medikamente komplizieren eine Behandlung erheblich. Hinzu kommt, dass viele Patienten die Einnahme der Medikamente verweigern oder wegen körperlicher Krankheiten viele Medikamente einnehmen müssen. Komplikationen wie Delirien oder Stürze sind häufig. Neuroleptika, z. B. Haldol und Dipiperon, können Parkinson-Symptome wie Rigor (Steifigkeit der Muskulatur), Tremor (Muskelzittern) und Akinesie (Bewegungsarmut) sowie vegetative Symptome wie Speichelfluss oder Verstopfung hervorrufen. Dyskinesien, wie z. B. unwillkürliche Mundbewegungen oder Wippen des Rumpfes, sind bei Betagten häufig: 30 % der Betroffenen entwickeln sie nach einem Jahr, 70 % nach 3 Jahren. Benzodiazepine können zu Muskelrelaxation (Muskelschlaffheit) und Stürzen führen.

Aus all diesen Gründen streben wir bei demenzbetroffenen Patienten eine niedrige Zieldosis von Psychopharmaka an, in der Regel ein Drittel der normalen Erwachsenen-Dosis, die Aufdosierung erfolgt in kleinen Schritten, bei Neuroleptika in zirka 4–7 Tagen, bei antidepressiven Substanzen in zweiwöchigen Abständen (**Tab. 10-4**).

Folgende Übersicht der Wirkstoffgruppen hat sich in der Pflegepraxis bewährt:
- *Neuroleptika* dienen der Behandlung von wahnhaften Symptomen oder Halluzinationen und gefährlichem, herausforderndem Verhalten: Wenn immer möglich, sollte aus den oben genannten Gründen auf konventionelle Neurolep-

Tabelle 10-4: Medikamente zur Behandlung von BPSD (unvollständige Auswahl; eigene) (eigene Darstellung)

Substanz	Zieldosis [mg/d]*
Risperidon	0,25–1
Olanzapin	5–10
Quetiapin	25–200
Haldol	0,25–1
Antidepressiva	
Citalopram	20–40
Sertralin	25–50
Venlafaxin	37,5–75
Mirtazapin	15–30
Trazodon	25–100
Mianserin	10–30
Sedativa, Hypnotika	??
Lorazepam	0,5–1.0

* Keine Empfehlung, der Autor lehnt jegliche Haftung ab.

tika, z. B. Haloperidol, verzichtet und es sollten so genannte atypische Neuroleptika eingesetzt werden.

Es gilt zu beachten, dass in der Schweiz ausschliesslich die Substanz Risperidon eine Zulassung als Medikament für die Behandlung von BPSD hat. Alle anderen Neuroleptika werden sogenannt „Of Label" eingesetzt.

- *Antidepressiva*, z. B. Serotonin-Wiederaufnahme-Hemmer, können nicht nur bei Depression, sondern auch bei Unruhe oder ständigem Rufen eingesetzt werden.
- *Sedativa*, z. B. Trazodon, können zur Angstlösung eingesetzt werden, z. B. beim Sundowning, einer typischen Form demenzieller Unruhe am Nachmittag und Abend.
- *Benzodiazepine*, z. B. Lorazepam, sollten möglichst vermieden werden, da sie oft zu Stürzen führen.
- *Moodstabilizer*, wie gewisse antiepileptische Substanzen, können gegen wiederkehrende Wutausbrüche und körperliche Aggressionen eingesetzt werden.
- *Antidementive Medikamente* wie Acetylcholinesterase-Hemmer und Memantine können auch bei BPSD eingesetzt werden.

10.6 Medikamentenabgabe bei demenzkranken Patienten

Die Einnahme von Medikamenten bei Menschen mit Demenz stellt sowohl für die Betroffenen als auch für die Pflegenden eine grosse Herausforderung dar. Die Betroffenen können häufig keine Verknüpfung herstellen zwischen der Einsicht, Medikamente einzunehmen und der Handlung, die dargebotenen Tabletten wirklich in den Mund zu nehmen und zu schlucken. Oft verweigern die Betroffenen die Tabletten oder spucken sie wieder aus. Zusätzlich erschweren Schluck- und Kaustörungen die Einnahme von grösseren Tabletten. Auch Form und Farbe einer Tablette können die Betroffenen irritieren und Angst verursachen.

In zahlreichen Pflegeheimen werden den Bewohnern Medikamente versteckt beim Essen verabreicht, z. B. vermörsert mit einem Löffel Kartoffelstock oder als Pulver auf dem Frühstücksbrötchen unter einer Schicht schmackhafter Himbeerkonfitüre.

Eine solche Medikamentenabgabe ist nicht nur in ethischer Hinsicht fragwürdig, sondern führt häufig zu ungewisser Medikamenteneinnahme, weil diese vom Appetit oder der Speiseauswahl eines Bewohners abhängt. Zusätzlich belastet die Abgabe die Pflegenden seelisch, weil diese oft das Gefühl haben, dass sie die Bewohner betrügen.

Weil die Betroffenen die Medikamente und ihre Notwendigkeit nicht mehr auf *sich selbst* beziehen können, wird die Tabletteneinnahme zu einem anspruchsvollen Geschehen, das nicht am Esstisch durchgeführt werden sollte. Eine Pflegende konzentriert sich auf die Medikamenteneinnahme, die möglichst nur noch *ein Mal am Tag* erfolgen sollte, was bei den meisten Medikamenten durchaus möglich ist. Es muss bei fortgeschrittener Krankheit den Angehörigen bewusst sein, dass es sich bei der medikamentösen Behandlung um eine palliative Behandlung handelt. Mit dem Arzt zusammen werden also die Medikamente in Bezug auf Indikation, Dosis und galenische Form evaluiert. Als beste Uhrzeit zur Einnahme von Medikamenten für diese Patientengruppe erweist sich der spätere Morgen, also zwischen 10 und 11.00 Uhr. Bei Kau- und Schluckschwierigkeiten werden galenische Formen wie Tropfen oder Sirupe bevorzugt. Zur Einnahme werden frische Fruchtsäfte in kleinen Gläschen angeboten. Bei Medikamenten, die nicht nüchtern eingenommen werden sollten, können Joghurt und Crèmes in kleiner Menge angeboten werden.

Werden in der Pflege und Betreuung demenzkranker Menschen zu viele Psychopharmaka eingesetzt?

Internationale Vergleichsstudien weisen darauf hin, dass die Behandlung von psychischen Symptomen und Verhaltensstörungen, insbesondere mit neuroleptischen Medikamenten (NL) in den verschiedenen Ländern sehr unterschiedlich gehandhabt wird. Die Gründe dieser Unterschiede sind wissenschaftlich nicht belegt und es können deshalb keine gültigen Schlüsse gezogen werden. Sind die Pflegezentren der Länder mit seltener Verschreibung von NL besser mit pflegendem/betreuendem Personal dotiert? Sind diese Pflegenden besser ausgebildet im Umgang mit demenzkranken Menschen? Spiegeln die Unterschiede eine kulturell unterschiedliche Wahrnehmung des „Störenden" und „Unangenehmen" wieder? Ist die Gabe von NL gerade Ausdruck einer besonders aufmerksamen Wahrnehmung von psychotischen Symptomen und von der Angst der Betroffenen?

Beim Einsatz von Medikamenten sind auf jeden Fall stets Richtlinien zu beachten und zu prüfen (siehe Kasten).

> **Konsensus-Empfehlungen für die medikamentöse Behandlung von BPSD**
>
> - Vor dem Einsatz von Psychopharmaka sollte ein psychiatrischer Befund erhoben werden.
> - Die medizinischen, personellen Faktoren sowie Umgebungsfaktoren müssen identifiziert und so weit wie möglich angepasst werden.
> - Psychopharmaka, nur wenn die nichtmedikamentösen Interventionen nicht effektiv, nicht ausreichend sind oder nicht zur Verfügung stehen.
> - Bei Eigen- oder Fremdgefährdung der betroffenen Person.

10.7 Angepasster Umgang mit den Betroffenen

Das beste Medikament ohne Nebenwirkung ist ein angepasster und wie in diesem Buch dargestellter *Ich-schonender Umgang* mit den Betroffenen. Die weitaus häufigste Ursache von BPSD ist die chronische psychische Überforderung der Betroffenen im Alltag, wie wir sie in allen Kapiteln dieses Buches ausführlich dargestellt haben. BPSD sind häufig Ausdruck von *körperlichen und psychischen Reaktionen auf verändertes Selbsterleben bei Demenz.*

Auch Reisberg zeigte bereits 1998, dass trotzig-aggressives Verhalten nicht nur Ausdruck veränderter Biochemie im Gehirn ist, sondern eine psychische Reaktion auf Überforderung, wie man sie auch bei Kindern beobachten kann.

Für die Prävention von BPSD weist Reisberg ebenfalls auf diese Analogie hin: *„Demented patients who can no longer care for themselves need reassurance and secu-*

rity, just as children at a corresponding developmental age need security. If they do not get this security, both are likely to respond with delusion an aggressivity" (Reisberg, 1998, S. 102–109). [Patienten mit Demenz, die sich nicht länger um sich selbst kümmern können, brauchen Beruhigung und Sicherheit, so wie Kinder in einem entsprechenden Entwicklungsalter Sicherheit brauchen. Bekommen sie diese Sicherheit nicht, reagieren beide wahrscheinlich mit Wahnvorstellungen und Aggressivität. – Anm. d. Lekt.])

Menschen mit fortgeschrittener Demenz leiden, ohne es mitteilen zu können, häufig an zu viel Reizen, zu vielen Gesprächspartnern, zu viel Lärm, zu viel gleichzeitigen Sinneswahrnehmungen. Ist es also noch sinnvoll, sie zum Essen zu Freunden, in Restaurants, zu Verwandten, auf verkehrsreiche Strassen, gar an völlig unbekannte Orte mitzunehmen? So schwer solche Einschränkungen des sozialen Lebens den Angehörigen fallen, mit der Zeit erleben sie selbst, dass solche Unternehmungen mit heftigen Krisen ihres Patienten erkauft werden müssen. Plötzliche Wutausbrüche haben häufig gering erscheinende Ursachen, die oft schwer herauszufinden sind. Vielleicht hat der Betroffene einen Wunsch, den er nicht ausdrücken kann? Vielleicht ist es zu laut? Vielleicht stört ihn ein bestimmtes Kleid einer Pflegenden? Vielleicht erschreckt er vor seinem eigenen Spiegelbild im Badezimmer? Vielleicht fühlt er sich in seiner eigenen Wohnung fremd? Wichtig ist, sich solche Begleitumstände bei aggressiven Ausbrüchen zu notieren und fortan zu vermeiden **(Tab. 10-5)**.

Tabelle 10-5: Wirksames Vorgehen gegen BPSD (eigene Darstellung)

- Angepasster Umgang mit dem Bewohner
- Angepasste Umgebung für den Bewohner
- Kontakreflexionen bei der Alltagspflege
- Bei der Kommunikation: nicht zu viele Fragen, keine Gespräche, die zu Selbstreflexion der Betroffenen führen, keine Ironie, keine Doppeldeutigkeiten, keine Täuschungen, keine virtuellen Überforderungen (Film, TV, Theater) keine Unsicherheiten in Bezug auf Tonalität, Berührung, Erscheinung durch die Pflegenden: Gewissheit und Authentizität ausstrahlen
- Das Gefühl von Sicherheit und Geborgenheit geben
- Das Gefühl geben, trotz kognitiver Behinderung ernst genommen zu werden

10.8
Gezielte Interventionen bei BPSD

Folgende Interventionen und Anwendungen werden bei BPSD häufig eingesetzt und sind in Bezug auf ihre Wirksamkeit untersucht worden:
- Ergotherapeutische Anpassungen für die Alltagsfunktionen (z. B. Schnabelbecher)
- Körperaktivierung (Spazieren, Standvelofahren, Gymnastik, Tanzen, Rhythmik)
- Aktive und rezeptive Musiktherapie
- Aromatherapie
- Multisensorische Verfahren (Snoezelen)
- Familienähnliche Verpflegungssituation
- Strukturierte soziale Aktivitäten
- Indirekte Interventionen: Angehörigenschulung, Ausbildung der Pflegenden, interdisziplinäre Fallbesprechungen, Supervision der Pflegenden, Entspannungsangebote für die Pflegenden (Sportstudio, Yoga, Sauna, Massagen)

10.9
Eine Beziehung herstellen

Von diesen Pflegeinterventionen sei stellvertretend anhand eines Fallbeispiels der Versuch einer *Kontaktreflexion* nach Garry Prouty (s. Kasten) dargestellt. Eine 85-jährige Bewohnerin mit fortgeschrittener Demenz konnte kaum gewaschen und angekleidet werden, so heftig waren ihre Reaktionen mit Schreien, Kratzen und Beissen, obwohl die Pflegenden durchaus behutsam und geduldig vorgingen, die Patientin immer wieder ansprachen und ihre Tätigkeiten bei Widerstand unterbrachen. Nun wurde mit einem Trainer versucht, neben dem Körperkontakt eine emotionale Beziehung zur Patientin aufzubauen. Auf einmal äußerte diese Patientin Angst oder weinte kurz, aber sie wehrte sich nicht mehr; so weit war es vorher nicht gekommen. Und genauso wichtig wie die Beobachtung bei diesem Versuch war, dass die Pflegenden beim Waschen des rechten Arms nicht schon an den linken Arm oder an die Beine dachten, sondern mit ihren eigenen Gedanken ganz bei dem Körperteil blieben, den sie gerade pflegten, so wie sie beim Hinaufziehen der Hose nicht schon an die Schuhe dachten.

Allein eine kleine *Selbstreflexion der Pflegenden* beim Betreten des Zimmers: „Ich pflege jetzt diesen Patienten mit diesen und diesen Schwierigkeiten" kann wahre Wunder bewirken und BPSD während der Pflege erheblich reduzieren, indem der Bewohner diese Konzentration auf sich spürt. Solche und ähnliche Pflegetechniken setzen allerdings voraus, dass man sich für den Bewohner Zeit nehmen und ohne Leistungsdruck arbeiten kann.

Kontaktreflexion

Kontaktreflexionen verhelfen dem amerikanischen Psychologen Garry Prouty, dem Begründer der so genannten Prätherapie, zufolge Menschen mit geistigen Behinderungen zu einem existenziell notwendigen Kontakterlebnis.
Die Kontaktreflexion versucht, immer auf das unmittelbare Erleben der Betroffenen, auf das, was im Moment wahrnehmbar ist, einzugehen. Sie setzt voraus, beim Patienten ebenso genau hinzuschauen wie zuzuhören. Bei der Kontaktreflexion mit dem Patienten benennt der Betreuer, was beide gemeinsam wahrnehmen können und ermöglicht so einen schrittweisen Kontakt und eine Beziehung zum eigenen Erleben des Bewohners. Gelingt der Zugang, kann der Betroffene sorgfältig und sicher geführt werden, ohne in Widerstand zurückzufallen.

Die Reflexion findet auf vier Kontaktebenen statt:
Ansprechen der Situation
Ansprechen des Gesichtsausdrucks
Wiedergabe der Körperhaltung
Wort-für-Wort-Wiederholungen.

10.10 Zitierte und weiterführende Literatur

Cerejeira, C., Lagarto, L. & Mukaetova-Ladinska, E. B. (2012). Behavioral and psychological symptoms of dementia. *Frontiers in Neurology* 3 (May), Article 73.

Cummings, J. L. & Mega, M. S. (2003). *Neuropsychiatry and Behavioral Neuroscience*. Oxford: Oxford University Press.

Cummings, J. L. (1997). The Neuropsychiatric Inventory. Assessing psychopathology in dementia patients. *Neurology*, 48(6), 10–16. NPI-Q (Questionnaire = Fragebogen) ; s. a. www.NPItest.net.

Held, Chr. (2000). Management von Verhaltensstörungen bei dementen Patienten. *Praxis schweizerische Rundschau für Medizin* (89), 1376–1385.

James, I. A. (2013). *Herausforderndes Verhalten bei Menschen mit Demenz*. Bern: Verlag Hans Huber.

James, I. A. (2019). *Herausforderndes Verhalten bei Menschen mit Demenz*. 2. Aufl. Bern: Hogrefe (in Vorb.).

Marshall, M. & Allan, K. (2011). *„Ich muss nach Hause" Ruhelos umhergehende Menschen mit Demenz verstehen*. Bern: Verlag Hans Huber.

Prouty, G. Pörtner, M. & van Werde D. (1989). *Prä-Therapie*. Stuttgart: Klett-Cotta.

Prouty, G., Pörtner, M. & van Werde D. (2009). *Prä-Therapie*, 2. Aufl. Stuttgart: Klett-Cotta.

Reisberg, B., Auer, S. R., Monteiro, I., Franssen, E. & Kenowsky, S. (1998). A rational psychological approach to the treatment of behavioral disturbances and symptomatology in AD based upon recognition of the developmental age. *International Academy for Biomedical and Drug Research* (13), 102–109.

Smith, P. T. M. (2016). *Stessreduzierende Pflege von Menschen mit Demenz*. Bern: Hogrefe.
Weissenberger-Leduc, M. & Weiber,g A. (2011). *Gewalt und Demenz*. Wien: Springer.
Urselmann, H.-W. (2013). *Schreien und Rufen*. Bern: Verlag Hans Huber.

11
Verändertes Selbsterleben: Sterben

Elisabeth Jordi und Christoph Held

Das Sterben eines Menschen ist vordergründig nicht zu erfassen, daher ist es schwierig, beim Sterben demenzkranker Menschen Betreuungs- und Pflegestandards zu entwickeln, die für alle Betroffenen gelten sollen. Jeder Mensch stirbt einzigartig und wahrscheinlich macht gerade das Wissen darum ein gutes Sterben aus: „Da liegt ein Mensch vor mir, einmalig in seiner Erfahrung des Sterbens und dem möchte ich einigermaßen gerecht werden können." Stärker noch als nicht demenzkranke Sterbende verlangt es den sterbenden Demenzkranken nach Halt, nach Erfüllung seiner stummen Wünsche und Bedürfnisse, nach Linderung seiner schwierig zu fassenden Beschwerden, vielleicht, nicht immer, nach Nähe und nach Akzeptanz seiner wechselnden Gefühlslage.

11.1
Pflegende werden alleingelassen

Pflegende sehen sich beim Sterben ihrer demenzkranken Bewohner, die ihnen wegen ihrem veränderten Selbsterleben kein verlässliches Echo geben können, nicht selten auf eine *einsame* Aufgabe zurückgeworfen. Sie müssen sich während ihrer Arbeit einer *existenziellen* Not stellen, die auch bei ihnen persönlich etwas auslöst. Gerade in einer solchen Situation sollten die Pflegenden daran denken, dass sie auch *für sich selbst* sorgen müssen, dass sie einen Sterbeprozess *nicht allein* tragen sollten und die Ressourcen ihres Pflegezentrums *aktiv einfordern* sollten.

Alle *therapeutischen Mitarbeiter* müssen beim sterbenden Patienten erscheinen, der Heim- oder Hausarzt, die Physiotherapie und natürlich, vor allem, auch die *Seelsorger* ihrer Institution. In unserer scheinbar religionsfernen Zeit sollte man sich nicht über die gewaltige Kraft spiritueller Worte und Rituale täuschen, gerade bei fortgeschrittener Demenzkrankheit. Klagen und Weinen, auch ohne verständliche Worte, lässt der Seelsorger zu, er tröstet durch Vergebung. Noch in Krankheit und Sterben sucht er nach Sinn, begegnet den Sterbenden existenziell, legt Hand auf, betet, summt und singt mit dem Sterbenden. Dafür ist die Seelsorge zuständig und ausgebildet! Eine Ehefrau bat die Pfarrerin, eine letzte

Begegnung mit ihrem sterbenden demenzkranken Mann mit einem *Gebet* abzuschließen. Danach tat der Bewohner einen tiefen Seufzer, die Frau blieb noch eine Zeit lang, war jetzt aber auch innerlich einverstanden, ihren Mann gehen zu lassen und zwei Stunden später starb er in Anwesenheit eines Pflegers.

11.2
Verändertes Erleben des „eigenen" Sterbens

Weil sterbende Demenzkranke nicht nur zeitlich, örtlich und situativ, sondern über weite Strecken auch *zur eigenen Person* desorientiert sind und ihre *Selbstgewissheit* verloren haben, erleben sie beim Sterben eine *innere Unruhe* und *Zerrissenheit*. Oft ahnen sie, dass es mit ihnen zu Ende geht, können aber diesen Prozess noch weniger begreifen als kognitiv intakte Sterbende. Ihnen ist es versagt, letzte, verständliche Wünsche zu formulieren, letzte Anordnungen zu treffen, sich von ihren Nächsten oder den Pflegenden zu verabschieden oder sich mit ihnen auszusöhnen. Die Pflegeeinträge über Aussagen und Verhalten einer sterbenden Patientin mit schwerer Demenz wurden in **Tabelle 11-1** festgehalten. Wer in den letzten 48 Stunden seines Lebens in eine solche Verlorenheit gerät und von außen keinen *Halt* bekommt, entwickelt die Symptome eines angestrengten, angsterfüllten und schmerzvollen Sterbens, wie sie in **Tabelle 11-2**

Tabelle 11-1: Pflegeeinträge bei einer sterbenden Patientin mit fortgeschrittener Demenz innerhalb der letzten 48 Stunden (Quelle: Dokumentation Pflegezentrum Erlenhof, Zürich)

- Wirkt entspannt, lächelt, bedankt sich
- Beim Drehen schreit leise, Angst?
- Ist völlig verstummt
- Kann sich deutlich ausdrücken, bedankt sich
- Ist gut gelaunt, hat viel gesprochen
- Ihre Angst kann man förmlich sehen
- Scheint Waschen zu genießen, wirkte lockerer
- Hebt den Kopf und hilft auch, kurzes Schreien
- Stöhnen, sagt zu sich selber: „Musst keine Angst haben"
- Schreit bei jeder kleinsten Berührung
- Wirkt ängstlich beim Bettdecke wegnehmen
- Bei der Lagerung mitgemacht
- Sang sich selbst ein Lied
- Wehrte sich gegen die Pflege, versuchte zu beißen
- Gut gelaunt und viel gelacht

Tabelle 11-2: Befindlichkeit bei sterbenden Patienten mit Demenz (eigene Darstellung)

- Malaise, Unwohlsein
- Schmerzen
- Unruhe
- Angst
- Wahn, Halluzinationen
- Traurigkeit, Weinen
- Stöhnen, Rufen

aufgelistet werden. Schmerzen, Unruhe, Halluzinationen und Angstgefühle, Begleitsymptome beim Sterben, die von nichtdementen Sterbenden geäußert und entsprechend behandelt werden können **(Tab. 11-3)**, begleiten oft demenzkranke Sterbende.

Tabelle 11-3: Medikamente beim Sterben (eigene Darstellung)

Indikation	Substanz	Dosierung
Terminale Schmerzen	Morphin	4–6 × 10 mg oder mehr s. c.
	MST Morphin	2 × 30 mg/24 h oder mehr p. o.
	Fentanyl percutan	25 Mikrogramm/72 h oder mehr perkutan
Terminale Atemnot	Morphin	4–6 × 5–10 mg oder mehr s. c. Bei Patienten, die bereits mit Morphin behandelt werden: Erhöhung der Dosis um 50 % Zusätzlich Hemmung der Schleimsekretion (*„Todesrasseln"*): Scopolamin 0,3–0,6 mg alle 4–6 h
Terminale Angst, Unruhe oder terminales Delir	Lorazepam	1,0–2,5 mg lingual
	Midrazepam	5–10 mg i. v./i. m.
	Haldol 2 mg/ml	4 × 10–20 Tropfen p. o.
	Haldol 5 mg/ml	2–10 mg i. v/i. m.

11.3
Das „stumme" Sterben bei Demenz

Die meisten sterbenden Demenzkranken werden bereits einige Tage bis Wochen vor ihrem Tod zunehmend entkräftet, sei es durch Immobilität und Bettlägerigkeit oder durch Schwierigkeiten beim Essen und Trinken. Als Folge dieser Entkräftung und Abwehrschwäche entstehen:
- virale und bakterielle Infektionen der Atemwege oder der ableitenden Harnwege mit zunehmendem Nierenversagen
- Ödeme (Wassereinlagerungen) in den unteren Extremitäten
- Lungenentzündungen
- Lungenödeme oder
- eine Kombination dieser Endzustände.

Weil die Betroffenen sich nicht zu ihren Symptomen wie Atemnot oder Schmerzen, die oft unentdeckt bleiben, äußern können, geschieht das Sterben im Pflegeheim oft *klinisch stumm*. Die Patienten entwickeln oft wenig Fieber, wenig produktiven Husten, sind höchstens appetitlos und vielleicht psychisch gereizt oder ängstlich. Hörbar ist dann bei Verschlechterung des Allgemeinzustandes die Bildung von Schleim in den Bronchien und Flüssigkeit in der Lunge (Lungenödem), das *Karcheln* und *Rasseln,* sichtbar ist die zunehmende bläuliche Verfärbung der Haut (Zyanose). Unregelmäßige und aussetzende Atmung führt schließlich zum Aussetzen des Herzschlags.

11.4
Pflegerische Sterbebegleitung

Alle Erleichterungen beim Sterben, wie sie auch bei der Palliativpflege angewandt werden, eine häufigere, aber schonende Grund- und vor allem Mundpflege, regelmäßiges Lagern (bei Atemnot und Hustenreiz halbsitzend), Betten, Kissen-Richten, Frischluft (auch mit aromatischen Düften), Waschungen, beruhigende Stimulationen, aber auch akzeptierter Bewegungsdrang, Wunschkost und noch viele weitere Angebote sind neben adäquater Schmerz- und Beruhigungsmedikation auch für Patienten mit einer Demenz wichtig. Passende Musik, gedämpftes Licht (aber keine Dunkelheit!) sowie alles Laute und Störende zu vermeiden kann auch Menschen mit schwerer Demenz das Sterben erleichtern.

Der sterbende Demenzkranke wird *jede* pflegerische Präsenz an seinem Bett spüren, mit oder ohne Berührungen, mit oder ohne Basale Stimulation®. Allzulange kann man eine solche teilnehmende Präsenz aber nicht durchhalten und die Pflegenden müssen nach einer gewissen Zeit abgelöst werden.

Allerdings sind bei aller Dauerpräsenz auch *Pausen* erforderlich, nicht selten auch von Angehörigen, um dem Sterbenden die Möglichkeit zu bieten, *für sich allein* zu sein und vielleicht auch *für sich allein zu sterben*. Denn solange noch jemand im Zimmer ist und spricht, ihn hält und streichelt, bedeutet das immer auch einen physiologischen Reiz, der das Sterben *erschweren* kann. Und letztlich ist das Sterben eben etwas sehr Intimes.

Emotionale Sterbebegleitung

In einigen Pflegezentren besteht die Möglichkeit, spezialisierte *Krisenbegleitungsdienst*e als Sitzwache anzufordern Die Pflegenden sollten jedoch bei aller Entlastung und Kompetenz dieser Begleitung, auch immer bedenken, dass *sie* es sind, welche den demenzkranken Bewohner so lange kennen und ihn so oft gepflegt haben. Der sterbende Demenzkranke, auch wenn er die Pflegenden nicht mehr mit dem Namen ansprechen kann, erkennt *ihre* Handlungen und *ihre* Stimme sehr wohl und vertraut ihnen mehr als neuen, unbekannten Stimmen. Nicht alles an emotionaler Begleitung kann eben in Gesundheitsberufen delegiert werden, auch wenn das Management und die Ökonomie das zunehmend möchten. Zur viel beschworenen *Würde* des Sterbens gehört auch die *Konstanz* der Betreuung.

11.5
Spirituelle Sterbebegleitung

Symbolische Handlungen und Sprachwendungen beim Sterben – wie etwa: „Ich will meine Schuhe", „Gib mir meinen Stock" – finden sich nicht nur in anderen Kulturen, sondern auch bei unseren Heimbewohnern; Sterben scheint ein *universeller* Prozess zu sein. Sicher ist es wichtig, die wichtigsten religiösen Rituale zu kennen, sich von Angehörigen und Institutionen Unterstützung zu holen. Bedeutsam für den Sterbenden ist es, wenn solchen Bedürfnissen, soweit es möglich ist, entsprochen wird, ohne sie ständig zu deuten oder zu interpretieren, so wie man überhaupt die Zeichen des nahenden Todes getrost geschehen lassen sollte: Die Seele findet schon ihren Ausweg!

11.6
Zitierte und weiterführende Literatur

Dibelius, O., Offermanns, P. & Schmidt, S. (2016). *Palliative Care für Menschen mit Demenz.* Bern: Hogrefe.

Grond, E. (2008). *Die Pflege verwirrter und alter Menschen.* Freiburg i. Br.: Lambertus.

Jordi, E. (2007). Endlichkeit erleben – Loslassen lernen. Für eine hilfreiche Abschiedskultur. In Schmid, Chr. (Hrsg.), (2007). *Orte des Lebens – Orte des Sterbens. Palliative Care in Alters- und Pflegeinstitutionen.* Luzern: Curaviva Weiterbildung.

Kostrzewa, S. (2012). *Was wir noch tun können – Basale Stimulation in der Sterbebegleitung.* Bern: Verlag Hans Huber.

Kostrzewa, S. (2010). *Palliative Pflege von Menschen mit Demenz.* Bern: Verlag Hans Huber.

Trachsel, M. (Hrsg.) (2018). *End-of-Life Care. Psychologische, ethische, spirituelle und rechtliche Aspekte der letzten Lebensphasen.* Bern: Hogrefe.

Volicer, L., & Hurley, A. (1998). *Hospice Care for Patients with Advanced Progressive Dementia.* New York: Springer.

12
Verändertes Selbsterleben bei Demenz: Mit Angehörigen sprechen

Bettina Ugolini und Christoph Held

In der Cafeteria, in der beide nun ihren Kaffee tranken, sagte die Bewohnerin auf einmal: „Wissen Sie, ich möchte wieder einmal meine Tochter sehen, ich habe sie seit Jahren nicht mehr gesehen." Bei diesen Worten zuckte die Tochter zusammen, aber der junge Pfleger, der sie im Rollstuhl in die Cafeteria gefahren hatte, zwinkerte der Tochter zu und antwortete der Patientin: „Sie kommt bestimmt wieder." „Aber wo kann sie denn sein?", insistierte die Bewohnerin. „Ich glaube", antwortete der Pfleger, „sie ist nicht weit weg." Nach einer Weile drehte sich die Bewohnerin plötzlich um. „Du musst nicht immer kommen, Lisa", sagte sie zu ihrer Tochter, „ich habe es gut hier."

In einer früheren Publikation haben wir die Angehörigen der demenzkranken Bewohner als *Schattenbewohner* eines demenzgerechten Pflegeheims bezeichnet und wurden oft auf dieses Wort angesprochen. Gemeint waren natürlich nicht Schattenfiguren, die auf den Gängen des Pflegezentrums „herumhuschen", sondern Angehörige, die nach oft jahrelanger aufopfernder und anstrengender Pflege ihren Partner, ihre Mutter oder ihren Vater auch im Pflegezentrum weiterhin eng begleiten und betreuen. Der Prozess des Loslassens stellt eine große Herausforderung dar und ist begleitet von einer schwierigen Gefühlslage mit Erleichterung, aber auch Schuld und Zweifel darüber, ob die Einweisung richtig und bereits nötig war.

12.1
Beziehungen zwischen Angehörigen und Pflegeteam

Hinzu kommt, dass die Beziehung zwischen Angehörigen und Pflegenden nicht immer unbelastet ist. Immerhin sind sie diejenigen, die den Patienten fast lebenslänglich kennen und sollen nun auf einmal dem Pflegeteam vertrauen. Nicht selten entstehen innerhalb dieser neu zu knüpfenden Beziehung Missverständnisse. Angehörige vertrauen dem Personal wichtige Informationen über Biografie, Persönlichkeit und Lebensgewohnheiten des demenzbetroffenen Bewohners an, um ihn eben „möglichst gleich" weiterbetreut zu wissen. Damit begeben sie sich selbst auch ein Stück in ein Leben in der Öffentlichkeit. Sie geben vielleicht sogar gewisse Familiengeheimnisse preis und fühlen sich dabei auch ein wenig ausgeliefert. Sie benötigen Zeit und positive Erfahrungen, um das notwendige Vertrauen entwickeln zu können. Auf der anderen Seite stehen die Pflegenden mit dem Gefühl des „Kontrolliert-Werdens" da und nehmen die Angehörigen als feindlich eingestellt wahr. Der natürlichen Skepsis Angehöriger ist am besten dadurch zu begegnen, dass man mit ihnen in ein partnerschaftliches Verhältnis eintritt. Nicht sie und die Pflegenden stehen auf gegenüberliegenden Seiten, sondern beide stehen zum Wohle des Patienten auf derselben Seite. Die gemeinsamen Zielsetzungen sollen im Vordergrund stehen. Beide Personengruppen wollen dasselbe und setzen sich mit ihrem Können auf ihre ganz individuelle Art dafür ein. Das gilt es zu akzeptieren und als Ressource wahrzunehmen. In der Umsetzung heißt das, Angehörige müssen willkommen geheißen, informiert und integriert werden. Zielsetzungen der Pflege und Betreuung werden miteinander aufgestellt und ausgehandelt. Das bedeutet natürlich zu Beginn der Begegnung Mehrarbeit, aber es ist eine Mehrarbeit, die sich für alle Beteiligten lohnt. Gemeinsame Beratung darüber, was für den Bewohner wichtig und richtig ist, führt zum besseren gegenseitigen Verständnis und fördert das Vertrauen in die Pflegenden, sodass auch Angehörige leichter verzeihen, wenn tatsächlich einmal etwas nicht wie erwartet ausgeführt wird.

12.2
Einladung zu Gesprächen und zum Austausch

Die große Anpassungsleistung, die Angehörige erbringen müssen, kann durch Gespräche und regelmäßigen Austausch gemildert und unterstützt werden. Dies kann in Einzelgesprächen, z. B. mit der pflegerischen Bezugsperson, geschehen. Hilfreich ist eine gewisse Regelmäßigkeit im Rhythmus des Angehörigen. Aber auch Gruppengespräche mit anderen Angehörigen unter professioneller Leitung helfen, die eigene Situationen zu reflektieren und das Verhalten – wenn nötig – zu korrigieren. Zu hören, dass andere Ähnliches erleben, sich verstanden zu fühlen und Tipps von Betroffenen zu erhalten, ist für manche ein großer Gewinn. Solche Angebote müssen nicht von allen genutzt werden, können jedoch für einige Angehörige eine große Entlastung darstellen.

12.3
Angehörige und verändertes Selbsterleben der Betroffenen

Angehörige von Patienten mit fortgeschrittener Demenz, die sich selbst oft nicht mehr wahrnehmen und auch ihre Angehörigen nicht mehr kennen, bedürfen besonderer Aufmerksamkcit. In dieser Krankheitsphase werden Angehörige bei ihren Besuchen oft mit einem ihnen hilflos erscheinenden Patienten konfrontiert, der seine basalen Bedürfnisse nicht mehr ausdrücken, geschweige denn über sein Leiden und seine Gefühle sprechen kann. Oft gehen die Patienten mit scheinbar leerem Blick hin und her und können sich nicht mehr auf die Anwesenheit der Angehörigen konzentrieren. Sie nehmen sie nicht immer wahr und zeitweise erkennen sie diese nicht einmal. Andere liegen scheinbar teilnahmslos und apathisch im Bett, rufen oder schreien, was bei den Angehörigen Angst und Schrecken auslösen und sie emotional sehr belasten kann. Ihre Gefühle zum Krankheitsgeschehen in solchen Phasen sind oft ambivalent: Manchmal wünschen Angehörige dem Patienten eine rasche „Erlösung" durch den Tod und andererseits entwickeln sie bei einem solchen Gedanken heftige Schuldgefühle. Solchermaßen beunruhigte Angehörige können in den beschriebenen Phasen selber psychisch dekompensieren.

12.4
Vorbereitete und strukturierte Besuche von Angehörigen

Zu den obigen Ausführungen kommt hinzu, dass die Annäherungen der Angehörigen an den Demenzkranken, aber auch ihr eigenes psychisches Zustandsbild für die Pflegenden immer öffentlicher werden, weil diese sich ja auch ständig in der Nähe des kranken Bewohners aufhalten. Besonders hilfreich ist es in dieser Phase, die Angehörigen bei ihren Besuchen „abzuholen", zu unterstützen und die Besuche mit Hilfe der Pflegenden zu gestalten. Erleichternd ist es, wenn die Angehörigen schon im Vorhinein über das momentane Zustandsbild des Demenzkranken informiert werden. Sehr hilfreich für die Angehörigen ist es dann, wenn sie von den Pflegenden in Pflegehandlungen einbezogen werden und an gemeinsamen Aktivitäten auf der Abteilung teilnehmen können. Angehörige sind oft dankbar, wenn sie für das Eingeben des Essens oder für bequeme Lagerungen des Bewohners entsprechend instruiert werden und damit die Möglichkeit erhalten, etwas für den Demenzkranken zu tun.

Am wichtigsten ist es jedoch, den Angehörigen und anderen Besuchern das veränderte Selbsterleben des Patienten zu erklären und ihnen zu zeigen, wie sie ihren Besuch beginnen, gestalten und wieder beenden können, ohne den Betroffenen zu überfordern. Die folgende Zusammenstellung als Anleitung für solche Besuche hat sich bereits als sehr hilfreich erwiesen.

12.4.1
Vorbereitung und Ankommen

Besuchen Sie Ihren Angehörigen oder Bekannten so oft, dass es auch für Sie stimmt – in der Regel sind zwei bis drei Besuche pro Woche schon viel.

Optimale Besuchszeiten sind der Vormittag und der frühe Nachmittag, weil Demenzbetroffene gegen Abend häufig sehr unruhig werden.

Demenzbetroffene können die Zeit bis zum Besuch nicht mehr abschätzen. Vorfreude verwandelt sich dann leider in Aufregung und Angst. Kündigen Sie deshalb Ihren Besuch vorher dem betreuenden Personal an, nicht aber dem Demenzbetroffenen.

Bleiben Sie nicht länger als 1–2 Stunden.

Erkundigen Sie sich bei Ihrem Eintreffen kurz bei den Betreuern, wie es dem Betroffenen geht.

Verwirren Sie den Demenzbetroffenen bei der Begrüßung nicht mit zu vielen Informationen (z. B. woher Sie gerade kommen, was gerade zu Hause los ist).

Demenzbetroffene haben Schwierigkeiten mit ihrem Gedächtnis, nicht aber mit ihrem erlernten Wissen und Können. Sprechen Sie also nicht über zurückliegende Ereignisse oder frühere Besuche (z. B.: „Ich war doch schon letzte Woche hier"). Sprechen Sie dafür über Themen und Gebiete, über die der Betroffene früher gut Bescheid wusste.

Kommen Sie auch zu zweit zu Besuch und unterhalten Sie sich ruhig auch „privat" untereinander. Ihr Demenzbetroffener wird große Freude zeigen, einfach zuzuhören und *dabei zu sein*.

Ebenso geben auch begleitende Kinder oder Hunde Anlass zur Freude.

12.4.2
Verweilen

Viele Demenzbetroffene haben Schwierigkeiten, sich für etwas zu entscheiden oder Vorschläge gegeneinander abzuwägen. Fragen Sie deshalb den Bewohner nicht, was er jetzt am liebsten essen, trinken oder mit Ihnen machen würde. Machen Sie stattdessen selber Vorschläge zur Gestaltung Ihres Besuches. Am besten eignen sich kurze und erlebnisorientierte Tätigkeiten, die den Patienten nicht zum Nachdenken über seine Situation provozieren. Beispiele dafür sind:
- gemeinsam das Mittagessen einnehmen,
- gemeinsam im Haus herumspazieren und anschließend einen Kaffee trinken,
- gemeinsam im Garten, in der näheren Umgebung oder im Wald herumspazieren, an einem Plätzchen verweilen, Kaffee trinken,

- gemeinsam eine Autofahrt machen, ohne bestimmtes Ziel, eventuell zum Kaffee in ein Restaurant, falls der Betroffene noch sitzen bleiben kann,
- gemeinsam am Tisch sitzen und mit einem Ball spielen,
- gemeinsam am Tisch sitzen und mit Stoffen, Papieren und/oder Zeitungen spielen, darin wühlen oder sie sortieren,
- gemeinsam einen Bildband oder eine Illustrierte anschauen (Fotos aus früherer Zeit sind ungeeignet, da sie oft beunruhigend wirken),
- gemeinsam fernsehen (geeignet sind besonders Tierfilme, ungeeignet sind Nachrichten und Action-Filme),
- mit dem Demenzbetroffenen in Absprache mit dem Betreuer eine Pflegebehandlung durchführen (z. B. Haare-Waschen, eine Maniküre oder eine kleine Nackenmassage),
- bei fortgeschrittener Krankheit in Absprache mit dem Betreuer dem Betroffenen eine Nachspeise oder sogar das Mittagessen eingeben,
- dem Demenzbetroffenen vorlesen, vorspielen, gemeinsam mit ihm singen,
- gemeinsam Musik hören,
- gemeinsam schweigend dasitzen und sich an der Hand halten.

In Alters- und Pflegeheimen

Erkundigen Sie sich beim Personal nach gemeinsamen Veranstaltungen, die Sie zusammen mit dem Demenzbetroffenen besuchen können (z. B. Singen, Tanzen, Backen oder Wandern in der Gruppe).

12.4.3
Aufbruch

Legen Sie weder Ihren Aufbruch noch Ihr Wiederkommen zeitlich fest. Sagen Sie einfach: „Ich gehe jetzt und ich komme wieder." Nehmen Sie dabei ruhig die Hilfe des Betreuers in Anspruch, von dem Sie sich ebenfalls verabschieden.

Verabschieden Sie sich auf der Station bzw. in der Wohnung und nicht am Eingangstor oder beim Auto.

Seien Sie nicht gekränkt, wenn sich der Demenzbetroffene für den Besuch nicht bedankt oder keine direkten Zeichen der Freude erkennen lässt.

Seien Sie nicht bedrückt oder traurig, wenn Ihr Demenzbetroffener weint oder mit Ihnen weggehen will. Wenn Sie verständlicherweise beunruhigt sind, erkundigen Sie sich anschließend telefonisch beim Betreuer nach seinem Befinden. Meist geht es ihm wieder gut.

12.5
Loslassen des Partners als besondere Herausforderung

Die Betreuung der Demenzbetroffenen im Heim entbindet die Angehörigen nicht von ihrer Verantwortung und in der Regel möchten sie davon auch gar nicht entbunden werden. Dennoch bietet der Heimaufenthalt ihnen die Chance, sich langsam von ihren Patienten zu lösen und die Beziehung auf eine andere Ebene zu bringen.

Genau darin liegt indessen eine ganz besondere Herausforderung. Während es einigen Personen leicht fällt, haben andere an diesem Punkt die größte Mühe. Sie beteiligen und engagieren sich auch in den schwierigsten Pflegesituationen bis zur Aufopferung. Unterschiedliche Motive und Beziehungsstrukturen, Persönlichkeitseigenschaften und Charaktere spielen hier eine Rolle. In dieser Situation profitieren Angehörige wenig von gut gemeinten Ratschlägen des Loslassens und Für-sich-selbst-Sorgens. Im Gegenteil: Hier bedarf es einer einfühlsamen, geduldigen Begleitung auf dem Weg, den der Angehörige für sich selbst wählt. Er oder sie bestimmt das Tempo und den Grad des *Loslassens* und die Geschwindigkeit des *Sich-Zurückziehens*. Denn nach oft jahrzehntelanger Ehe und jahrelanger Pflegetätigkeit bietet der Heimeintritt zwar eine bestimmte Form der Entlastung, beraubt manche Angehörige aber auch einer wichtigen und sinnstiftenden Aufgabe, für die sie in den letzten Jahren auf eigene Aktivitäten verzichtet haben. Das lässt sich nicht per Knopfdruck ändern, sondern Veränderung gibt es nur, wenn das Gefühl für sich selbst wieder gestärkt wird und das Ganze ohne Druck geschehen kann. Beratend, entlastend zur Seite stehen und den Angehörigen den Mut zusprechen, so dass sie selbst spüren, wann der Zeitpunkt für sie und ihre ganz individuelle Situation gekommen ist, kann hilfreich wirken.

12.6
Zitierte und weiterführende Literatur

Engel, S. (2011). *Alzheimer & Demenzen. Die Methode der einfühlsamen Kommunikation*, 2. Aufl. Stuttgart: Trias.
Kitwood, T. (2016). *Der person-zentrierte Ansatz im Umgang mit verwirrten Menschen*. 6. Aufl. Bern: Hogrefe.
Ugolini, B. (2011). *Wegweiser Alter – kurz und bündig*. Zürich: Limmat Verlag.
Ugolini, B. (2008). *Ich kann doch nicht immer für Dich da sein*. München: Pendo Verlag.

13
Verändertes Selbsterleben bei Demenz: Lebensraumgestaltung

Doris Ermini-Fünfschilling und Christoph Held

Für die Lebensqualität von Menschen mit Demenz ist es entscheidend, Hilfestellungen zu bekommen, die ihnen ermöglichen, auch bei fortgeschrittener Demenz so zu leben, wie sie es gerade im Moment möchten und können. Und nicht unbedingt so, wie sie immer oder vielleicht früher einmal gelebt haben. Eine wesentliche Hilfestellung dazu ist die bauliche und innenarchitektonische Gestaltung ihres Lebensraums.

13.1
Leben im Pflegeheim oder zu Hause?

Trägerschaften von Alters- und Pflegeheimen sahen sich seit den frühen 90er-Jahren des 20. Jahrhunderts mit einer neuen Herausforderung konfrontiert: Sie mussten ihr Angebot, das bisher auf geistig gesunde Menschen ausgerichtet war, für die spezifischen Bedürfnisse von Bewohnern erweitern, die von Demenz betroffen waren, indem sie demenzgerechte Einrichtungen schaffen und für entsprechend ausgebildetes Personal sorgen mussten. Die beiden Autoren dieses Kapitels haben diese Zeit als ärztliche und neuropsychologische Experten intensiv miterlebt. Politiker, Architekten und Heimleiter mussten sich über die notwendige Infrastruktur klar werden. In mancher Gemeinde war in Betracht zu ziehen, ob eine Demenzabteilung mittels Neubau zu realisieren war oder ob lediglich spezialisierte Abteilungen in eine bestehende Institution integriert oder einer solchen angegliedert werden sollten. Andere Lösungen bestanden in der Umgestaltung eines Einfamilien- oder Personalhauses zu demenzgerechten Wohngruppen, wie sie heute z. B. in zahlreichen Gemeinden der Schweiz bestehen. In den meisten Fällen wurden die Demenzabteilungen in *pionierartiger Planung* gebaut und eingerichtet, da es erst wenige wissenschaftliche Studien darüber gab, was eine solche Demenzabteilung gegenüber einer herkömmlichen Abteilung im Altersheim auszeichnete.

13.2
Hat die Wohnform Einfluss auf Demenz?

Erst 2004 erschien von Reimer et al. in den USA zum ersten Mal eine *prospektive* Studie über Demenzkranke, die man randomisiert sowohl auf Demenzabteilungen wie auf gemischte, herkömmliche Abteilungen verteilt hatte. Die Autoren maßen dreimal pro Jahr mit Tests und Beobachtungsinstrumenten die geistige Leistungsfähigkeit, die Fähigkeiten im Alltag, z. B. Körperpflege, sowie das Verhalten der Bewohner. In der Auswertung zeigte sich, dass die geistige Leistungsfähigkeit bei beiden Betreuungsarten gleichermaßen abgenommen hatte, dass jedoch die Bewohner der spezialisierten Abteilungen in ihren Alltagsaktivitäten erheblich stabiler geblieben waren und erheblich weniger kränkende und negative Gefühle (durch die geistig gesunden Mitbewohner) erlebt hatten als die demenzkranken Bewohner in den gemischten Heimen. Spätere Studien bestätigten diese Resultate, konnten aber auch zeigen, dass in Demenzabteilungen erheblich weniger Zwangsmaßnahmen durchgeführt und weniger beruhigende Medikamente verabreicht wurden. Heute besteht wissenschaftlich auch darin Übereinstimmung, dass die therapeutische Wirkung einer demenzgerechten Einrichtung nicht von architektonischen Einzelmerkmalen abhängt. Ausschlaggebend ist vielmehr das Zusammenwirken aller Komponenten, die den demenzbetroffenen Menschen umgeben: bauliche Gestaltung, personelle Organisation und pflegerisch-betreuerische Kompetenz.

13.3
Was bedeutet demenzfreundliche Architektur?

Die Wohneinheit sollte *klein* und *übersichtlich* sein, denn zu viele Bewohner und zu große Einrichtungen führen vermehrt zu Konflikten, Irritationen und Verhaltensstörungen. Heute wird empfohlen, für maximal sechs bis zehn demenzkranke Bewohner pro Abteilung zu planen. Entsprechend klein und übersichtlich sollte die Grundarchitektur gestaltet werden: am besten ebenerdige oder höchstens eingeschossige Anlagen mit kurzen Korridoren ohne verwirrende Räume, Sackgassen oder tote Winkel. Ferner sollte die bauliche Gestaltung der *eingeschränkten Orientierungsfähigkeit* der Betroffenen Rechnung tragen, indem alle Zimmertüren z. B. in einen gemeinsamen Aufenthaltsbereich münden. Strukturelle Unterstützung kann aber auch durch Lichtführung, durch Bodenbeläge, Farbgebung, kurz: durch unverwechselbare und einprägsame Gestaltung einzelner Räumlichkeiten erreicht werden. Ebenso sollte die bauliche Konzeption die *Unabhängigkeit* der demenzbetroffenen Bewohner fördern, soweit dies noch möglich ist. Komplexe Aufgaben sollten durch angepasstes Mobiliar vereinfacht werden. Beispiele dafür sind:

- Glastüren in Therapieküchen
- offenes Aufstellen von Utensilien
- Spezialschränke, in denen die Kleider in der richtigen Reihenfolge des Anziehens aufbewahrt werden.

Beschriftete Schilder werden kaum registriert und sind nur im Anfangsstadium hilfreich, während Farben viel länger orientierend wirken.

Ferner ist die *Sicherheit* der Bewohner wie des Personals ein wichtiges Thema. Hier gilt es, ein sinnvolles Mittelmaß zu finden zwischen der *Bewegungsfreiheit* der Bewohner, die sich durch Weglaufen gefährden können, einerseits und der *Würde* der Betroffenen andererseits. Der Sicherheit dienen auch möglichst ebenerdige Lokalitäten mit rutschfesten Bodenbelägen, Handläufen, Sicherheitssteckdosen und -schaltern sowie Wasseranschlüssen, an denen sich die Bewohner nicht verbrennen können. Zu den unverzichtbaren Sicherheitsvorkehrungen gehören sowohl die Wahl von Geräten und Messern, mit denen man sich nicht verletzen kann, als auch die sichere Aufbewahrung von Medikamenten und Reinigungsmitteln. Und schließlich dürfen in Haus und Garten keine giftigen Pflanzen wachsen.

Wichtige innenarchitektonische Prinzipien sind auch *Reizüberflutung* und *Reizverarmung* der Demenzbetroffenen. Beides sollte durch bauliche Vorkehrungen und Einrichtungen vermieden werden. So können z. B. schlecht beleuchtete Räume, unruhige Muster, Spiegelungen, plötzlicher Lärm oder hallende Flure bei den Bewohnern Angst, Unruhe oder Halluzinationen hervorrufen oder verstärken. Andererseits können Einrichtungen mit Aufforderungscharakter – etwa Wohnküchen mit sichtbar angeordneten Utensilien und stimulierenden Gerüchen oder Räume mit Musik, Werkbank, Bügelbrett oder Spielzeug – der Passivität entgegenwirken und Kompetenzen erhalten.

13.4
Betreut zu Hause oder im Heim leben?

Bei einem durchschnittlich 8–12 Jahre dauernden Krankheitsverlauf bei Demenz, dessen Bewältigung von so zahlreichen Gegebenheiten wie Familie, Freunde, verschiedene Betreuungsangebote, finanzielle Situation und unterschiedlichen moralischen Werten abhängig ist, sollten die verschiedenen Betreuungsformen keinesfalls gegeneinander ausgespielt werden. Fest steht: Angehörige von Demenzkranken sind trotz ambulanter Unterstützung durch Spitex sowie fest angestelltem, meist ausländischem Betreuungspersonal irgendwann mit der Pflege überfordert. Tagesstätten und Ferienaufenthalte bieten nur temporäre Entlastungen an. Aggressives Verhalten, das Fehlen eines Tag-Nacht-Rhythmus und Inkontinenz sind die häufigsten Gründe für eine definitive Einweisung in ein Pflegezentrum. Bei fortgeschrittener Demenz ist es häufig von Vorteil, die Verantwortung auf verschiedene Schultern zu verteilen. Die meisten Angehörigen, welche ja zum Teil selbst betagt sind und an Krankheiten leiden, fühlen sich nach dem Eintritt ihres Patienten erheblich entlastet und rehabilitieren sich körperlich und seelisch.

Schädlich und verletzend – auch den Pflegenden gegenüber – ist auf jeden Fall die oft medial vereinfachende Polemik über die Betreuung demenzkranker Menschen in Pflegezentren. Da wird nicht selten pauschal behauptet, man stelle sich dort nicht auf ihre Bedürfnisse ein, „verwahre" die Bewohner, halte sie trocken, satt und sauber (fast möchte man entgegnen: zum Glück – denn oft begegnen wir eingenässten, schmutzigen und unterernährten demenzkranken Menschen, die noch zu Hause leben) und spreche ihnen *den eigenen Willen* ab.

Bei der Lektüre dieses Buches wird der Leser und die Leserin jedoch auf eine neue Argumentation stossen im Bezug auf die Frage, wann der richtige Zeitpunkt gekommen ist für einen Heimaufenthalt. Bei zunehmenden Verlust des *autobiografischen Gedächtnisses*, der mit der Veränderung des Selbsterlebens einhergeht, geschieht es häufig, dass den Betroffenen ihre eigene Umgebung als bedrohlich vorkommt. Sie sind ständig mit Möbeln und Gegenständen konfrontiert, die sie nicht mehr erkennen und richtig einordnen können und reagieren mit Angst und manchmal Ensetzen auf diesen unheimlichen Zustand. Sie müssen ständig ihre Autobiografie (Namen, Alter, Beruf, Gewohnheiten etc.) aufrechterhalten und gerade das gelingt ihnen nicht oder nur noch unvollständig. In dieser Situation können die *eigenen* vier Wände eben fremd werden. Bei dem bereits erwähnten *Capgras-Syndrom* bei der Alzheimerkrankheit behaupten die Betroffenen, ihre Wohnung sei „ausgetauscht" worden. Auch Angehörige werden nicht mehr erkannt und angegangen:"Wer sind Sie? Ich habe Sie nicht bestellt. Verlassen Sie sofort die Wohnung!"

Das veränderte Selbsterleben bei Demenz führt paradoxerweise dazu, dass sich die Betroffenen in einer „fremden", institutionellen Geborgenheit sicherer fühlen und der Stress, zu Hause *sich selbst* zu repräsentieren, fällt ihnen wie Stein von ihrem Herzen. Man muss das oft genug erlebt haben als einweisender Arzt, um es vertreten und empfehlen zu können.

13.5
Gibt es in Zukunft noch „Demenzabteilungen"?

In den Pflegezentren der großen Städte leben schon heute zirka 60–70 % der Bewohner mit einer kognitiven Behinderung oder demenziellen Entwicklung. In solchen Pflegezentren sind isolierte *Demenzabteilungen* insofern unnötig geworden, da das ganze Heim schon großenteils zu einem *Demenzhaus* geworden ist.

Allerdings wird in Zukunft der Begriff *Demenz* ohnehin aus den diagnostischen Manualen verschwinden und man wird dann von *kognitiven Behinderungen* unterschiedlicher Ursache sprechen. Wünschenswert wäre dann, dass in allen Altersheimen und Residenzen, aber auch in Spitälern jeder Bewohner mit einer kognitiven Behinderung in seinem Alltag eine individuelle, maßgeschneiderte und abgestufte Unterstützung erfahren kann, und zwar in einer Weise, wie wir sie in den vorausgegangenen Kapiteln beschrieben haben. Bei einer solchen Entwicklung würde der Begriff der Demenzabteilung obsolet.

13.6
Wird es in Zukunft „Demenzdörfer" geben?

Die holländische Demenzeinrichtung Hogewey mit 23 Häusern, in denen je sechs bis sieben Personen leben, wird als Dorf aufgefasst: Die *Straßen* haben Namen, es gibt einen Supermarkt, einen Friseur, ein eigenes Theater, ein Restaurant, viele unterschiedlich angelegte Vorgärten, einen Platz mit einer Boule-Bahn. Die Bewohner dürfen sich in dem Karree frei bewegen, können das Areal aber nicht verlassen. Ähnliche Einrichtungen sind in der Schweiz geplant. Demenzwohngruppen in großem Stil bestehen in anderen Ländern schon seit den frühen 90er-Jahren des 20. Jahrhunderts, z. B. „The Village" in Westaustralien. In Ländern wie Großbritannien und Schweden ist die anfängliche Euphorie für solche groß angelegten Wohnformen eher verflogen. Denn die Betroffenen sind oft im Hinblick auf die Aktivitäten und die Teilnahme am täglichen und „öffentlichen" Leben von vornherein so heterogen, dass die meisten Aktivitäten nicht mehr in einer Gruppe, sondern nur noch 1:1 mit einem Betreuer durchgeführt werden können.

Hinzu kommt, dass Demenzkranke häufig das Bedürfnis haben, unter kognitiv intakten Menschen zu sein und sich in einer Begegnung mit Menschen mit fortgeschrittener Demenz oft verloren und überfordert fühlen. Sie orientieren sich an den Pflegenden, folgen ihnen und erwarten von ihnen Begleitung, Richtung und Sicherheit. Sind die Patienten ausschließlich unter sich, stecken sie sich oft gegenseitig mit ihrer Verwirrtheit an. Darüber hinaus blenden solche großen Wohnmodelle die zunehmende Pflegebedürftigkeit bei Demenz oft aus und ein späterer Übertritt in ein „konventionelles" Pflegeheim wird erforderlich.

13.7
Die Zukunft „demenzgerechter" Betreuung

In den meisten Gemeinden der Schweiz erfüllt die heutige Palette lokal verankerter Betreuungsformen wie Spitex, Tagesstätten, Wohngemeinschaften und Heimen die Anforderungen an eine *demenzgerechte* Betreuung insgesamt einigermaßen adäquat. Allerdings müssen zahlreiche dieser Institutionen in naher Zukunft stark modernisiert und an eine neue Generation demenzkranker Menschen angepasst werden, die ganz andere Ansprüche, Platz- und Komfortbedürfnisse sowie Wünsche nach individueller Betreuung hat als die aktuell demenzbetroffenen Bewohner. Solche Ansprüche bestehen z. B. selbstverständlich in einem Einzelzimmer, Zimmermindestgrößen, bequemem und ästhetisch ansprechendem Mobiliar in einer gut beleuchteten und wohnlichen Umgebung ohne „miefige" Heimatmosphäre sowie in modernen Nasszellen mit eigener Toilette. Denkbar als eine Art intermediäre Wohnform wären auch vermehrt kleine, dezentrale und kostengünstigere Wohnmodelle, in denen Angehörige und Zivildienst-Leistende mitarbeiten.

Das drängendste Problem bilden allerdings nicht so sehr die unterschiedlichen Wohn- und Betreuungsformen, sondern die Kostenspirale generell bei der stationären Betreuung. Schon jetzt werden zahlreiche Demenzkranke zur Pflege in einem Heim im nahen oder fernen Ausland platziert, weil dort die Pflegekosten erheblich niedriger liegen. In der Demenzpflege ließen sich aber auch hierzulande die Kosten erheblich senken, wenn statt auf kostentreibende Pflegestandards mit aufwändiger Dokumentation und zeitraubender Qualitätssicherung vermehrt auf globale Budgets gesetzt würde. Die Pflegestufen müssten stark vereinfacht und die Qualitätskontrolle vor allem über die Qualifikationen der Pflegenden und nicht über die Erfassung der Patienten als Einzelfall geführt werden. Das setzt von den Kostenträgern ein gewisses Vertrauen in die Pflege voraus: Die Unterstützung und Begleitung der Betroffenen im Alltag erfordern keine zeitraubende Dokumentation, sondern in erster Linie menschliche Nähe und Zuwendung.

Allerdings bewegt sich die Demenzpflege hierzulande zurzeit gerade in entgegengesetzte Richtung. Jede Einzelleistung wie ein kleines Gespräch führen oder einen Apfel in mundgerechte Stücke schneiden, muss einzeln dokumentiert und verrechnet werden. Es bedeutet für die Betroffenen einen katastrophalen Rückschritt, wenn durch diese absurde Ökonomisierung der Demenzpflege die Grundsätze einer *angepassten, kreativen und therapeutisch wirksamen Umgebung,* wie sie in diesem Buch skizziert wurden, verloren gehen.

Um Pflegeressourcen „einzusparen", gibt es heute schon Ansätze einer *digitalen* Demenzpflege mit dem Einsatz von Foto- und Videofilmen zur Entlastung der Pflegenden. Weiter gibt es elektronische Überwachung und GPS-Systeme und es wird gar von programmierten Pflegerobotern fantasiert. So sinnvoll solche Techniken im Einzelfall angewendet werden können, wird bei demenzkranken Menschen jedoch eine simulierte Präsenz niemals die menschlich-pflegerische Zuwendung ersetzen können, die auf die existenziellen Schwierigkeiten und Nöte der Betroffenen flexibel und empathisch reagieren kann.

13.8
Zitierte und weiterführende Literatur

Heeg, S. & Bäuerle, K. (2012). *Heimat für Menschen mit Demenz – Aktuelle Entwicklungen im Pflegeheimbau.* Frankfurt a. M.: Mabuse.
Heeg, S. (2001). Pflegeheim und Architekturgestaltung. In Dürrmann P. (Hrsg.), *Besondere stationäre Dementenbetreuung.* Hannover: Vincentz.
Held, Ch. & Ermini-Fünfschilling, D. (2004). *Das demenzgerechte Heim.* Basel: Karger.
Marquardt, G. & Schmieg, P. (2009). Demenzfreundliche Architektur – Möglichkeiten zur Unterstützung der räumlichen Orientierung in stationären Altenpflegeeinrichtungen. *Zeitschrift für Gerontologie und Geriatrie 42* (5), 402–407.
Reimer, M. A., Slaughter, S., Donaldson, C., Currie G. & Eliasziw, M. (2004). Special care facility compared with traditional environments for dementia care: a longitudinal study of quality of life. *Journal of the American Geriatric 52,* 1085–1092.

Anhang

Menschen mit Demenz begleiten, pflegen und versorgen

Das Dementia-Care-Programm des Verlages Hogrefe

Angehörigenarbeit
Wilz, G., Schinkötte, D. & Kalytta T. (2015). *Therapeutische Unterstützung für pflegende Angehörige von Menschen mit Demenz*. Göttingen: Hogrefe.
Woods, B., Keady, J. & Seddon, D. (2009): *Angehörigenintegration*. Bern: Huber.

Aktivierung
Spector, A., Thorgrimsen, L., Woods, B. & Orrell, M. (2012). *Kognitive Anregung (CST) für Menschen mit Demenz*. Bern: Huber.
Tschan, E. (2014): *Integrative Aktivierende Alltagsgestaltung – Konzept und Anwendung*. Bern: Huber.
Zoutewelle-Moris, S. (2013). *Wenn es Schokolade regnet – 99 kreative Ideen für die Arbeit mit Menschen mit Demenz*. Bern: Huber.

Assessment
Becker, S., Kaspar, R. & Kruse, A. (2010). *H.I.L.DE – Heidelberger Instrument zur Erfassung der Lebensqualität demenzkranker Menschen*. Bern: Huber.
Gupta, A. (2012). *Assessmentinstrumente für alte Menschen*. Bern: Huber.
Riesner, C. (Hrsg.) (2014). *Dementia Care Mapping (DCM) – Evaluation und Anwendung im deutschsprachigen Raum*. Bern: Huber.

Beratung/Patientenedukation
Lippinska, D. (2010). *Menschen mit Demenz person-zentriert beraten*. Bern: Huber.

Demenz-Begleiter
Werner, S. (2013). *Praxishandbuch für Demenzbegleiter*. Bern: Huber.
Werner, S. (2015). *Praxishandbuch für Alltagsbegleiter*. Bern: Hogrefe.
Werner, S. (2016). *Alltagsbegleiter Notes*. Bern: Hogrefe.
Werner, S. (2017). *Demenzbegleiter Notes*. Bern: Hogrefe.

Demenzerkrankung

Hafner, M. & Meier, A. (2005). *Geriatrische Krankheitslehre I – Psychiatrische und neurogene Symptome.* Bern: Huber.
Hülshoff, T. (2008). *Das Gehirn.* Bern: Huber.
Jahn, T. (2015). *Demenzen.* Göttingen: Hogrefe.
Martin, M. & Schelling, H. R. (Hrsg.) (2005). *Demenz in Schlüsselbegriffen.* Bern: Huber.

Demenz-Forschung/Epidemiologie

Innes, A. (Hrsg.) (2014). *Demenzforschung.* Bern: Huber.
Doblhammer, G. (2012). *Demografie der Demenz.* Bern: Huber.

Empirisch neurokognitive Ansätze

Bonner, C. (2013). *Stressmindernde Pflege bei Menschen mit Demenz.* Bern: Huber.
Lind, S. (2007). *Demenzkranke Menschen pflegen.* Bern: Huber.
Lind, S. (2011). *Fortbildungsprogramm Demenzpflege.* Bern: Huber.
Held, C. (2018). *Was ist gute Demenzpflege?* 2.A. Bern: Hogrefe.
Savaskan, E. & Haasemann, W. (2017). *Leitlinie Delir.* Bern: Hogrefe.
Smith, P. T. M. (2017). *Stressreduzierende Pflege von Menschen mit Demenz.* Bern: Hogrefe.
Weih, M. (2011). *Wie war das noch mal? – Lernen, Vergessen und die Alzheimer-Krankheit.* Bern: Huber.

Demenz und Zivilgesellschaft

Robert Bosch Stiftung (Hrsg.) (2007). *Gemeinsam für ein besseres Leben mit Demenz.* Bern: Huber.
Whitehouse, P. J. & George, D. (2009). *Mythos Alzheimer.* Bern: Huber.
Wißmann, P. et al. (2007). *Demenzkranken begegnen.* Bern: Huber.

Ernährung

Rückert, W. et al. (2007). *Ernährung bei Demenz.* Bern: Huber.

Ethik

Petzold, Ch. et al. (2007). *Ethik und Recht.* Bern: Huber.

Evaluation

Becker, S., Kaspar, R. & Kruse A. (2010). *H.I.L.DE – Heidelberger Instrument zur Erfassung der Lebensqualität demenzkranker Menschen.* Bern: Huber.
Innes, A. & McCabe, L. (Hrsg.) (2013). *Demenzevaluation.* Bern: Huber.
Riesner, C. (Hrsg.) (2014). *Dementia Care Mapping (DCM) – Evaluation und Anwendung im deutschsprachigen Raum.* Bern: Huber.

Frühe Demenz

Bredenkamp, R. et al. (2007). *Die Krankheit frühzeitig auffangen.* Bern: Huber.
Bölicke, C. et al. (2007). *Ressourcen erhalten.* Bern: Huber.

Moniz-Cook, E. & Manthorpe, J. (2010). *Frühe Diagnose Demenz. Rechtzeitige evidenzbasierte psychosoziale Intervention bei Menschen mit Demenz.* Bern: Huber.

Swafer, K. (2017). *„Was zur Hölle geschieht in meinem Hirn?"* Bern: Hogrefe.

Gedächtnistraining
Oswald, W. D. (2014). *Aktiv gegen Demenz.* 2. A. Göttingen: Hogrefe.

Herausforderndes Verhalten bei Menschen mit Demenz (BPSD)
Barrick, A. E. (2010). *Körperpflege ohne Kampf.* Bern: Huber.

Bonifas, R. (2018). *Mobbing und Bullying unter alten Menschen.* Bern: Hogrefe

James, I. A. (2019). *Herausforderndes Verhalten bei Menschen mit Demenz. Einschätzen, verstehen, behandeln.* 2. A. Bern: Hogrefe.

Marshall, M. & Allan, K. (2010). *„Ich muss nach Hause". Ruhelose Menschen mit einer Demenz verstehen.* Bern: Huber.

Urselmann, W. (2013). *Schreien und Rufen – Herausforderndes Verhalten bei Menschen mit Demenz.* Bern: Huber

Weber-Long, S. (2018). *Herausforderndes Verhalten.* Bern: Hogrefe

White, E. (2013). *Sexualität bei Menschen mit Demenz.* Bern: Huber.

Kommunikation
Böhme, G. (2007). *Förderung der kommunikativen Fähigkeiten bei Demenz.* Bern: Huber.

McCarthy, B. (2012). *Nur nicht den Verstand verlieren. Gute Kommunikation trotz(t) Demenz.* Bern. Huber.

Sachweh, S. (2012). *„Noch ein Löffelchen?" – Effektive Kommunikation in der Altenpflege.* 3. A. Bern: Huber.

Sachweh, S. (2008). *Spurenlesen im Sprachdschungel. Kommunikation und Verständigung mit demenzkranken Menschen.* Bern: Huber.

Kunstgestützte, kreative Therapien
Basting, A. D. (2012). *Vergiss das Vergessen. Besser leben mit Demenz.* Bern: Huber.

Killick, J. & Craig, C. (2013). *Kreativität und Kommunikation bei Menschen mit Demenz.* Bern: Huber.

Sulser, R. (2010). *Ausdrucksmalen für Menschen mit Demenz.* 2. A. Bern: Huber.

Zeisel, J. (2011). *„Ich bin noch hier" Menschen mit Alzheimer-Demenz kreativ begleiten – eine neue Philosophie.* Bern: Huber.

Körperorientierte Therapien bei Menschen mit Demenz
Tanner, L. J. (2018). *Berührungen und Beziehungen bei Menschen mit Demenz.* Bern: Hogrefe.

Naturgestützte Therapie, Dementia Green Care
Chalfont, G. (2009). *Naturgestützte Therapie.* Bern: Huber.

Chalfont, G. (2018). *Praxishandbuch Dementia Green Care.* Bern: Hogrefe.

Föhn, M. & Dietrich, C. (Hrsg.) (2013). *Gärten und Demenz – Gestaltung und Nutzung von Außenanlagen für Menschen mit Demenz.* Bern: Huber.

Germann-Tillmann, T., Merklin, L. & Näf A. S. (2018). *Tiergestützte Intervention*. 2. A. Bern: Hogrefe.

Gilliard, J. & Marshall, M. (Hrsg.) (2014). *Naturgestützte Pflege von Menschen mit Demenz*. Bern: Huber.

Schneiter, R. & Föhn, M. (Hrsg.) (2018). *Lehrbuch Gartentherapie*. 2. A. Bern: Hogrefe.

Waldboth, V., Suter-Riederer, S. Föhn, M., Schneiter-Ulmann, R. & Imhof, L. (2017). *Pflanzengestützte Pflege*. Bern: Hogrefe.

Management, Patientensicherheit, Risikomanagement

Baker, C. (2015). *Exzellente Pflege von Menschen mit Demenz entwickeln*. Bern: Huber.

Loveday, B. (2015). *Demenzteams führen und leiten*. Bern: Huber.

McCormack, B., Manley, K. & Garbett, R. (Hrsg.) (2008). *Praxisentwicklung in der Pflege*. Bern: Huber.

Sanderson, H. & Bailey, G. (2015). *Praxishandbuch person-zentrierte Pflege*. Bern: Huber.

Mäeutik

van der Kooij, C. (2012). *„Ein Lächeln im Vorübergehen" – Erlebnisorientierte Altenpflege mit Hilfe der Mäeutik*. Bern: Huber.

van der Kooij, C. (2017). *Das mäeutische Pflege- und Betreuungsmodell*. 2. A. Bern: Hogrefe.

van der Kooij, C. (2015). *Die Magie der Bewohnerbesprechung*. Bern: Hogrefe.

Montessori-basierte Ansätze

Camp, C. (2015). *Tatort Demenz – Menschen mit Demenz verstehen. Praxishandbuch für Demenz-Detektive*. Bern: Hogrefe.

Person-zentrierte Pflege, Dementia Care Mapping (DCM)

Baker, C. (2015). *Exzellente Pflege von Menschen mit Demenz entwickeln*. Bern: Huber.

Brooker, D. (2008). *Person-zentriert pflegen. Das VIPS-Modell zur Pflege und Betreuung von Menschen mit Demenz*. Bern: Huber.

Kitwood, T. (2016). *Demenz* 7. A. Bern: Hogrefe.

Kuhn, D. & Verity, J. (2012). *Die Kunst der Pflege von Menschen mit Demenz*. Bern: Huber.

Loveday, B. (2015). *Demenzteams führen und leiten*. Bern: Huber.

Riesner, C. (Hrsg.) (2014). *Dementia Care Mapping (DCM) – Evaluation und Anwendung im deutschsprachigen Raum*. Bern: Huber.

Sanderson, H. & Bailey, G. (2015). *Praxishandbuch person-zentrierte Pflege*. Bern: Huber.

Palliative Dementia Care

Dibelius, O., Offermanns, P. & Schmidt, S. (2016). *Palliative Care von Menschen mit Demenz*. Bern: Hogrefe.

Kostrzewa, S. (2010). *Palliative Pflege von Menschen mit Demenz*. 2.A. Bern: Huber.

Kostrzewa, S. (2013). *Menschen mit geistiger Behinderung palliativ pflegen und begleiten*. Bern: Huber.

Pflegeprozess und Pflegephänomene bei Menschen mit Demenz

Barrick, A. E. (2010). *Körperpflege ohne Kampf.* Bern: Huber.
Fischer, T. (2012). *Schmerzeinschätzung bei Menschen mit schwerer Demenz.* Bern: Huber.
Gogl, A. (Hrsg.) (2013). *Selbstvernachlässigung bei alten Menschen.* Bern: Huber.
Gupta, A. (2012). *Assessmentinstrumente für alte Menschen.* Bern: Huber.
Handel, E. (Hrsg.) (2009). *Praxishandbuch ZOPA – Schmerzeinschätzung bei Patienten mit kognitiven und/oder Bewusstseinsbeeinträchtigungen.* Bern: Huber.
James, I. A. (2012). *Herausforderndes Verhalten bei Menschen mit Demenz. Einschätzen, verstehen, behandeln.* Bern: Huber.
James, I. A. (2019). *Herausforderndes Verhalten bei Menschen mit Demenz. Einschätzen, verstehen, behandeln.* 2. A. Bern: Hogrefe.
Lindesay, J., MacDonald, A. & Rockwood K. (2009). *Akute Verwirrtheit – Delir im Alter.* Bern: Huber.
Marshall, M., Allan, K. (2010). *„Ich muss nach Hause". Ruhelose Menschen mit einer Demenz verstehen.* Bern: Huber.
May, H., Edwards, P. & Brooker, D. (2011). *Professionelle Pflegeprozessplanung. Person-zentrierte Pflegeplanung für Menschen mit Demenz.* Bern: Huber.
Urselmann, W. (2013). *Schreien und Rufen – Herausforderndes Verhalten bei Menschen mit Demenz.* Bern: Huber
Weber-Long, S. (2018). *Herausforderndes Verhalten.* Bern: Hogrefe.
White E. (2013). *Sexualität bei Menschen mit Demenz.* Bern: Huber.

Positive Demenzpflege

Clarke, C. & Wolverson, E. (2018). *Positive Demenzpflege.* Bern: Hogrefe

Rehabilitation

Gogia, P. P. & Rastogi, N. (2014). *Alzheimer-Rehabilitation. Menschen mit Demenz stabilisieren und rehabilitieren.* Bern: Huber.
Röse, K. M. (2017). *Betätigung von Menschen mit Demenz im Kontext Pflegeheim.* Bern: Hogrefe.

Ratgeber (Außenansichten)

Basting, A. D. (2012). *Vergiss das Vergessen. Besser leben mit Demenz.* Bern: Huber.
Buell-Whitworth, H., Whitworth, J. (2013). *Das Levy-Body-Demenz-Buch.* Bern: Huber.
Bowlby Sifton, C. (2011). *Das Demenz-Buch.* 2. A. Bern: Huber.
Klessmann, E. (2011). *Wenn Eltern Kinder werden und doch die Eltern bleiben* 7.A. Bern: Huber.
Mace, N. L. & Rabins, P. V. (2012). *Der 36-Stunden-Tag.* 6. A. Bern : Huber.
Whitehouse, P. J. & George, D. (2009). *Mythos Alzheimer.* Bern: Huber.

Ratgeber (Innenansichten)

Bryden, C. (2011). *Mein Tanz mit der Demenz – Trotzdem positiv leben.* Bern: Huber.
Bryden, C. (2016). *Nichts über uns, ohne uns!* Bern: Hogrefe.

Inauen, F. (2016). *Eins nach dem anderen – Texte und Zeichnungen einer Demenz.* Bern: Hogrefe.
Snyder, L. (2011). *Wie sich Alzheimer anfühlt.* Bern: Huber.
Swaffer, K. (2017). *„Was zur Hölle passiert in meinem Hirn?".* Bern: Hogrefe.
Taylor, R. (2011). *Alzheimer und Ich.* 3.A. Bern: Huber.
Taylor, R.(2011). *Der Moralische Imperativ des Pflegens.* Bern: Huber.
Taylor, R. (2011). *Im Dunkeln würfeln.* Bern: Huber.
Taylor, R. (2013). *Hallo Mr. Alzheimer.* Bern: Huber.

Reminiszenz/Biografiearbeit/ROT
Schweitzer P. & Bruce, E. (2010). *Das Reminiszenzbuch.* Bern: Huber.

Technische Unterstützung
Heeg, S. et al. (2007). *Technische Unterstützung bei Demenz.* Bern: Huber.

Transkulturelle Pflege und Kompetenz
Dibelius, O., Feldhaus-Plumin, E. & Piechotta-Henze, G. (Hrsg.) (2015). *Lebenswelten von Menschen mit Migrationserfahrung und Demenz.* Bern: Hogrefe.
Krasberg, U. (2013). *„Hab ich vergessen, ich hab' nämlich Alzheimer".* Bern: Huber.

Umgebungsgestaltung, Milieu, Wohnen, Architektur
Chalfont, G. (2009). *Naturgestützte Therapie.* Bern: Huber.
Chalfont, G. (2018). *Praxishandbuch Dementia Green Care.* Bern: Hogrefe.
Föhn, M. & Dietrich, C. (Hrsg.) (2013). *Gärten und Demenz – Gestaltung und Nutzung von Außenanlagen für Menschen mit Demenz.* Bern: Huber.
Germann-Tillmann, T., Merklin, L. & Näf A.S. (2014). *Tiergestützte Intervention.* Bern: Huber.
Gilliard, J. & Marshall, M. (Hrsg.) (2014). *Naturgestützte Pflege von Menschen mit Demenz.* Bern: Huber.
Schneiter, R. & Föhn, M. (Hrsg.) (2018). *Lehrbuch Gartentherapie.* 2. A. Bern: Huber.
Waldboth, V., Suter-Riederer, S. Föhn, M., Schneiter-Ulmann, R. & Imhof, L. (2017). *Pflanzengestützte Pflege.* Bern: Hogrefe.

Zusammenstellung: Jürgen Georg (Stand: 6-2018)

Autoren- und Mitarbeiterverzeichnis

Markus Biedermann, geb. 1954, lebt in Rumisberg, Kanton Bern. Er ist eidg. diplomierter Küchenchef, Diätkoch und diplomierter Gerontologe. Er war als Küchenchef und Heimleiter in verschiedenen Altersheimen tätig und gibt im Rahmen des von ihm begründeten Forums 99 Seminare und Inhouse-Schulung zum Thema Esskultur als integratives Konzept für Küche und Pflege sowie Beratung und Analyse von Verpflegungskonzepten in sozialen Institutionen. In Zusammenarbeit mit Herbert Thill hat er das Konzept Smoothfood für Menschen mit Schluckstörungen entwickelt. Er verfasste zusammen mit Christoph Held das Kapitel 7 „Verändertes Selbsterleben bei Demenz: Essen und Trinken".
Kontakt: forum99@bluewin.ch

René Buchmann, geb. 1966, lebt in Zürich. Er ist Psychiatriepfleger DN II, Trainer Aggressionsmanagement (NAGS Schweiz) und Trainer verbale Deeskalation (ProDeMa Deutschland). Seit 2010 arbeitet er als Fachberater Psychiatrie und Trainer Aggressionsmanagement im Pflegezentrum Entlisberg der Stadt Zürich. Er verfasste zusammen mit Christoph Held das Kapitel 10 „Verändertes Selbsterleben bei Demenz: Herausforderndes und schwieriges Verhalten".
Kontakt: rene.buchmann@zuerich.ch

Doris Ermini-Fünfschilling, geb. 1942, ist Geronto- und Neuropsychologin, MSc, und leitete während 17 Jahren die Memory Clinic des Universitätsspitals Basel. Sie war freiberuflich als Dozentin in verschiedenen Berufs- und Fachhochschulen tätig. Seit ihrer Pensionierung arbeitet sie als Coach in der Beratung von Institutionen und bei Architekturwettbewerben für demenzgerechte Architektur. Sie verfasste zusammen mit Christoph Held Kapitel 2 „Verändertes Selbsterleben bei Demenz: Dissoziatives Erleben" und Kapitel 13 „Verändertes Selbsterleben bei Demenz: Lebensraumgestaltung".
Kontakt: d.ermini@intergga.ch

Autoren- und Mitarbeiterverzeichnis

Christoph Held, geb. 1951, lebt in Zürich. Er ist Facharzt Psychiatrie FMH. Seit 1996 arbeitet er als geriatrischer Heimarzt und Stadtarzt beim Geriatrischen Dienst der Stadt Zürich. Er ist freiberuflich als Dozent an der Fachhochschule Bern, an der Universität Basel, am Stadtspital Triemli, Zürich, am Careum Aarau und bei CuraViva sowie als Demenzexperte beim Bundesamt für Gesundheit und bei „Leuchtturmprojekten" des deutschen Bundesgesundheitsministeriums tätig. Für sein Buch „Das demenzgerechte Heim" erhielt er zusammen mit Doris Ermini-Fünfschilling den schweizerischen Alzheimerpreis, für seinen Erzählband „Wird heute ein guter Tag sein" den Focus Anerkennungspreis der Alzheimervereinigung Zürich. Er schrieb Kapitel 4 „Verändertes Selbsterleben bei Demenz: Erkennen und Beschreiben". Er verfasste zusammen mit den Co-Autoren auch alle anderen Kapitel.
Kontakt: christoph.held@bluewin.ch

Elisabeth Jordi, geb. 1953, lebt in Zürich. Sie ist reformierte Theologin mit Zusatzausbildung in klinischer Seelsorge (CPT) und Palliative Care. Seit 1999 arbeitet sie als Spitalpfarrerin an den Pflegezentren Witikon und Riesbach der Stadt Zürich. Sie verfasste zusammen mit Christoph Held das Kapitel 6" Verändertes Selbsterleben bei Demenz: Kommunikation" und Kapitel 11 „Verändertes Selbsterleben: Sterben".
Kontakt: ejordipfrn@bluewin.ch

Thomas Leyhe, Studium der Pharmazie und Medizin, Ausbildung zum Facharzt für Neurologie und Psychiatrie mit Zusatzbezeichnung Psychotherapie und Klinische Geriatrie, Schwerpunkt Alterspsychiatrie und -psychotherapie, Ärztlicher Zentrumsleiter, Zentrum für Alterspsychiatrie, Universitäre Psychiatrische Kliniken, Basel und Leitender Arzt Bereich Alterspsychiatrie, Universitäre Altersmedizin Felix Platter-Spital, Basel, Titularprofessor für Psychiatrie und Psychotherapie an der Medizinischen Fakultät der Universität Basel. Er verfasste zusammen mit Mitautoren das Kapitel 10 „Selbsterleben bei Demenz: Herausforderndes und schwieriges Verhalten".

Reto W. Kressig, geb. 1960, lebt in Basel. Er ist Extraordinarius für Geriatrie an der Medizinischen Fakultät der Universität Basel. Seit 2006 arbeitet er als Chefarzt Akutgeriatrie am Universitätsspital Basel. Er ist Verfasser zahlreicher wissenschaftlicher Arbeiten über Gangbiomechanik, körperliche Aktivität, funktionelle Unabhängigkeit und Sturzprävention bei älteren Menschen. Er verfasste zusammen mit Christoph Held das Kapitel 9 „Verändertes Selbsterleben bei Demenz: Sich-Bewegen".
Kontakt: Reto.Kressig@usb.ch

Bernadette Meier, geb. 1953, lebt in Zürich. Sie ist Pflegefachfrau HF und diplomierte Erwachsenenbildnerin. Seit 2004 ist sie als Leiterin Betreuung und Pflege im Altersheim Doldertal, Altersheim der Stadt Zürich, tätig. Sie verfasste zusammen mit Christoph Held das Kapitel 8 „Selbsterleben bei Demenz: Ausscheidung".
Kontakt: bernadette.meier@zuerich.ch

Geri Meier, geb. 1955, ist eidg. diplomierter Heimleiter. Seit 1990 arbeitet er als Betriebsleiter bei den Pflegezentren der Stadt Zürich und leitet das Pflegezentrum Seeblick in Stäfa, ein Kompetenzzentrum für die Pflege und Betreuung von Menschen mit einer Demenzerkrankung. Er verfasst zusammen mit Christoph Held und Silvia Silva Lima das Kapitel 1 „Verändertes Selbsterleben bei Demenz: Was bedeutet ‚gute' Demenzpflege?"
Kontakt: geri.meier@zuerich.ch

Andreas Monsch, geb. 1958, lebt in Basel. Er ist Fachpsychologe für Neuropsychologie und Professor für Psychologie an der Fakultät für Psychologie der Universität Basel. Seit 2002 leitet er die Memory Clinic der Akutgeriatrie am Basler Universitätsspital. Er ist Verfasser zahlreicher wissenschaftlicher Arbeiten über die Neuropsychologie bei demenziellen Erkrankungen. Er ist Präsident des Alzheimer Forum Schweiz und der Swiss Memory Clinics. Er verfasste zusammen mit Christoph Held das Kapitel 3 „Neuropathologie und Diagnostik der Demenz".
Kontakt: andreas.monsch@unibas.ch

Silvia Silva Lima, geb. 1964, lebt in Zürich. Sie ist Pflegefachfrau DN1. Seit 2006 arbeitet sie als Leiterin der Demenzstation im Pflegezentrum Erlenhof Zürich. Sie ist freiberuflich als Demenzexpertin bei den Pflegezentren der Stadt Zürich sowie als Dozentin im Umgang/Pflege von demenzkranken Menschen im Stadtspital Triemli Zürich tätig. Zusammen mit Christoph Held verfasste sie die Kapitel 1 „Verändertes Selbsterleben bei Demenz: Was bedeutet „gute" Demenzpflege?" und Kapitel 5 „Verändertes Selbsterleben bei Demenz: Waschen und Ankleiden".
Kontakt: silvia.silvalima@hotmail.com

Bettina Ugolini, geb. 1962, ist diplomierte Pflegefachfrau und Diplompsychologin und leitet seit 10 Jahren am Zentrum für Gerontologie der Universität Zürich die psychologische Beratungsstelle LiA, Leben im Alter. Außerdem ist sie in verschiedenen Fort- und Weiterbildungen innerhalb und außerhalb der Universität Zürich tätig. Sie ist Autorin der Bücher „Ich kann doch nicht immer für Dich da sein" und „Wegweiser Alter". Sie verfasste zusammen mit Christoph Held das Kapitel 12 „Verändertes Selbsterleben bei Demenz: Mit Angehörigen sprechen".
Kontakt: bettina.ugolini@zfg.uzh.ch

Sachwortverzeichnis

A

Abwesenheitszustand 28
Acetylcholin 38, 95
Acetylcholinesterase-Hemmer 98
Affektlabilität 94
Aggressionen, körperliche 93
Aggressivität 34, 54, 94, 101
Agitiertheit 94, 95
Aktivitäten, soziale strukturierte 102
alien limb-Syndrom 53
Alkohol 90
Allgemein bleiben 48
Alltagsbewältigung, angepasste 60
Alltagsressourcen-Erfassung 19
Alzheimer-Krankheit 35, 95
- Modell 36
- Neurotransmitterstörung 95
- Symptome 36
- Verlauf 36
Angehörige 111
- Einladung zum Austausch 112
- Gespräche 111
- Loslassen des Partners 116
- Selbsterleben, verändertes der Betroffenen 113
Angehörigenbesuche 113
- Aufbruch 115
- Verweilen 114
- Vorbereitung und Ankommen 114
Angehörigen-Pflegeteam-Beziehung 111
Angehörigenschulung 102
Angst 20, 29, 55, 81, 94, 95
-, existenzielle 29
-, terminale 107
Ankleiden *siehe* Waschen und Ankleiden
Anlügen Demenzkranker 52
Anpassung, ergotherapeutische 102
Antidepressiva 98
Apathie 94, 95
Arbeitsgedächtnis 66
Architektur, demenzfreundliche 118
Aromatherapie 102
Atemnot, terminale 107, 108
ATL's 57, 65, 71, 79, 87
Auge und Ohr, drittes 20, 54
Ausscheidung 79
- Gratwanderung, diplomatische 84
- Leistung, besondere 83
- Retrogenese 83
- Umgang mit, Ich-schonender 84

B

Basale Stimulation® 61, 62
Begleitung 20
Begleitung, spirituelle 69
Behinderungen, kognitive 121
Beißen 72
Benzodiazepine 90, 97, 98
Beta-Amyloid 35
Betreuungspersonal, ausländisches 119
Betreuung, zukünftige demenzgerechte 122
Bewegung *siehe* Sich-Bewegen
Bewegungen, geführte 61

Sachwortverzeichnis

Bewegungen, ziellose 55
Bewegungsfreiheit 119
Bewegungsinterventionen 91
Blasen- u. Darmkontrolle 79
- Verlust 79
Blick, ehrenrühriger 68
Blickkontakt halten/vermeiden 68
Blick, leerer 28, 48, 55
Botenstoffe 95
Botenstoffmangel 38
BPSD 93
- Assessment u. Beurteilung, diagnostische 96
- Auffälligkeiten nach Demenzformen 95
- Beziehung herstellen 102
- Entstehung 94
- Interventionen, gezielte 102
- Medikamente 97
- Medikamente/Konsensus-Empfehlung 100
- Medikamentenauswahl 98
- Medikamentenwirkungen 97
- Umgang, Ich-schonender angemessener, 100
- Verhalten u. Symptome, psychiatrische 94
- Vorgehen, wirksames 101
- Wirkstoffgruppen, bewährte 97

C

Calciumionen 38
Capgras-Syndrom 51, 120
CERAD-Batterie 39
Citalopram 98
Clinical Dementia Rating Skala/CDR 39

D

Dalcroze-Rhythmik 91
Dasein, leblos wahrgenommenes 49
Defäkation 80
Delir, terminales 107
Demenz 31
- Bedeutung 31

- Behandlung, heutige u. zukünftige 38
-, degenerative 32
- Diagnostik 39
- Entstehung 33
- Formen 32
- Formen u. Kenntnisse 34
- frontotemporale 37, 95
- Grundklassifikation 32
- Krankheitsbild, uneinheitliches 32
- nichtdegenerative 32
- Rechtsgeschäfte 40
- Schweregrade und Leistungseinbuße 39
- Urteilsfähigkeitsbestimmung 40
- vaskuläre 37, 95
- versus Altern, normales 33
Demenzabteilungen 118, 121
Demenzdörfer 121
Demenzhaus 121
Demenzpflege, digitalisierte 122
Demenzpflege, gute 17
Demenzpflege-Qualitätserfassung 20
Denken, zielloses 50
Depression 49, 93, 94, 95
Desorientiertheit, autobiografische 45, 46, 55
Diagnostik 19, 31, 39
Dipiperon 97
Diskretion 60
Diskutieren 67
Dissoziation 28
Dokumentation 22, 55, 122
Donepezil 38
Dopamin 95
Dual-Tasking 88
Durstgefühl 72

E

Einfühlen 65
Einsichtslosigkeit 95
Enthemmtheit 34, 95
Entschleunigung 21
Entspannung für Pflegende 102
Erfahrungen u. Erinnerungen,

Sachwortverzeichnis

abrufbare 67
Erfassungsskalen, medizinische 19
Erleben, dissoziatives 18, 25
- Dabei sein ohne Erklärung/Wollen 30
- Dissoziation 28
- Gefühlszustände, schwer fassbare 29
- Konsequenzen 28
- Selbst 27
- Selbst-Bedeutung 26
Erleben, eigenes 43
Erstarrung, depressive 49
Erstarrung, emotionale 48
Erstarrung, körperliche 28
Essbiografie 74
Essen und Trinken 71
- Essvorgänge beobachten 72
- Fingerfood/Food-Tankstellen 75
- Frühstücksschaum 72
- Schwierigkeiten, demenzbedingte 71
- Stimulation, basale 73
- Verpflegung, biografiebezogene 74
Esskümmerer 72, 76
Esskümmerer-Prinzipien 76
Essstörung 95

F
Fallbesprechungen, interdisziplinäre 102
Fentanyl 107
Filmriss 18, 20, 58
Fingerfood 75
Freezing 49
Fressjacke 75
Frühstücksschaum 72

G
Galantamin 38
Gangbild 88
Gangvariabilität, erhöhte 88
Gebet 69, 106
Geborgenheit 20, 21
Gedächtnis, episodisches 66
Gedächtnisformen/-speicherung 66
Gedächtnis, prozedurales 66
Gedächtnis, semantisches 66
Gedächtnis, sensorisches 66
Gedächtnistests 39
Gefühllosigkeit 48
Gefühlsarmut 95
Gefühlszustände, wechselhafte 29
Gehen 87
Gehhilfen 90
Gehirnatrophie 34
Gehirnfunktionen, dissoziierte 28
Gehirn, normal alterndes 33
Gereiztheit 94
Geruchseinschränkungen 72
Geschmackseinschränkungen 72
Gespräch 65
Gewissheit, fehlende über sich 45
Gewissheit, gefühlsmäßige 49
Gewissheit von Handlungen 50
Glutamat 38
Grundgefühle 18

H
Haldol 97, 98, 107
Halluzinationen 20, 54, 55, 93, 94, 95
Handeln, nicht zielgerichtetes 28, 50
Handlungen, repetitive/stereotype 50, 55, 94
Heimköche, innovative 72
Hirnleistungsstörung 31
Hungergefühl 72
Hyperaktivität 94
Hypnotika 98

I
Ich 27
Ich-Aktivität 44
Ich-Aktivität, gestörte 50
Ich-Demarkation 44
Ich-Demarkation, gestörte 51
- Anlügen 52
- Gedanken, wahnhafte 52
- Medien, virtuelle 52
Ich-Erleben 44
Ich-Identität 44
Ich-Identität, gestörte 45

- Anpassungen, Ich-schonende 47
- Ausmaß von Desorientiertheit, autobiografischer 46

Ich-Konsistenz 44, 54
Ich-Konsistenz, gestörte 53
Ich-Störungen 44
- Beobachtungen, einfache 55
- Nutzen von Beschreibung/ Erfassung 54
- Psychopathologie 44

Ich-Vitalität 44
Ich-Vitalität, gestörte 48
- Abgrenzung zur Depression 49

Inkontinenz 79
-, demenzbedingte 80
-, nichtdemenzbedingte 80
-, Umgang mit 81

Integrative Validation nach Richard 65
- Prinzipien 66

K

Kauen 72
Kaustörungen 73
Kinästhetik 90
Klagen 69
Kleidung 61
Kommunikation 47, 65
- Blicke 68
- Gedächtnisformen/-inhalte 66
- Perspektivenwechsel 65
- Regeln bei fortgeschrittener Demenz 68
- Unterstützung, spirituelle 69

Kontaktreflexion 102, 103
Körperaktivierung 102
Körperhygiene/-pflege 59
- Basale Stimulation 61

Körperselbst 27
Körpersignale, nicht auf sich selbst bezogene 53
Körperwahrnehmung 29
Kostenspirale 122
Kosten versus Wirklichkeit 22
Krisenbegleitungsdienste 109

Küche, innovative angepasste 72
Kurzzeitgedächtnis 66

L

lack of purpouseful behaviour 28
Lagerungen 61
Lageveränderungen 90
Langzeitgedächtnis 66
Lebensqualität 17
Lebensraumgestaltung 117
- Architektur 118
- Einfluss auf Demenz 118
- Heim oder zu Hause 117, 119
-, zukünftige 121, 122

Lewy-Body-Demenz 37, 95
Lichtverhältnisse 119
Lorazepam 98, 107

M

Mahlzeiten 71
Massagen 61
Medien, virtuelle und Demenz 52
Medikamente 38, 90
- Abgabe bei Demenzkranken 99
- Besonderheiten u. Nebenwirkungen 97
- BPSD-Behandlung 98
- Terminalphase 107
- Wirkstoffgruppen, bewährte 97

Memantin 38, 98
Mianserin 98
Midrazepam 107
Miktion 80
Minimentalstatus 19, 39
Mirtazapin 98
Mocca-Test 39
Moodstabilizer 98
Morgenerleben 57
Morphin 107
MST Morphin 107
Multi-Tasking 88
Musik 91
Musiktherapie, aktive u. rezeptive 102

N

Nahrungsaufnahme, gestörte 94
Nervenzellenverlust 33, 34
Neuroleptika 90, 97
Neuropathologie 31
Neurotransmitterstörungen 95
Nicht-mehr-sein-Gefühl 48
Nicht verstehen/verstanden werden 67
NPI 96

O

Olanzapin 98

P

Pflegeabläufe, vereinfachte 61
Pflege, Ich-schonende 47
Pflegekonzepte 19
Pflegekosten 22
Pflegequalität 20
Pflegesituation, paradoxe 19
Pflegewissen, empirisches 20
Plaques 35
Plaudern 67
Prägungen, kulturelle kollektive 67

Q

Qualifikationen Pflegender 122
Qualität/Qualitätssicherung 20
Qualitätssicherung, zeitraubende 122
Quetiapin 98

R

Rasseln, terminales 108
Ratlosigkeit 29
Realitätsabgrenzung, nicht gelingende 51
Reden 67
Reisberg-Skala 40, 41, 58
Reizbarkeit 95
Reizüberflutung 119
Reizverarmung 119
Respekt 65
Retrogenese 58, 83
Rhythmisierung, musikalische 91
Risperidon 98
Rituale, alltägliche 57
Rivastigmin 38
Rückzug 93
Rufen 55
Ruhe 21
Rundläufe 92

S

Schlafstörungen 95
Schlucken 72
Schluckstörungen 73
Schmerzen, terminale 107, 108
Schmerzen, unbehandelte 29
Schmerzwahrnehmung 29
Schreien 93
Schutz 20
Scopolamin 107
Sedativa 98
Seelsorge 69, 105
Selbst 26
Selbstbewusstsein 26, 44
Selbsterkenntnis 26
Selbst-Erleben
- Bedeutung 43
-, normales 43, 44
Selbsterleben, verändertes bei Demenz 17, 18
- Angehörigengespräche 111
- Ausscheidung 79
- Beobachtungen, einfache 55
- Erkennen und Beschreiben 43
- Erleben, dissoziatives 25
- Essen und Trinken 71
- Hilfskonstruktionen 43
- Ich-Qualitäten siehe Ich-Störungen
- Kommunikation 65
- Lebensraum 117
- Pflege, gute 17
- Sich-Bewegen 87
- Verhalten, herausforderndes/ schwieriges 93
- Waschen und Ankleiden 57
Selbstgefühl 26
Selbstgewissheitsverlust 26

Sachwortverzeichnis

Selbst-Konzepte 27
Selbst, prozessuales 27
Selbstreflexion 102
Selbstsorge 105
Selbst und Demenz 27
Selbst und Gehirn 27
Selbstwert 26
Serotonin 95
Serotonin-Wiederaufnahme-Hemmer 98
Sertralin 98
Sich-Auflösen-Erleben 53
Sich-Bewegen 87
- Aufmerksamkeit, geteilte 88
- Gänge, kreisförmig verlaufende 92
- Gehen lernen 87
- Interventionen 91
- Mobilisation, aktive u. passive 90
- Sturzgefahr 89
- Sturzprophylaxe 89
- Takt und Rhythmisierung 91
- Wachwandeln 89
Sicherheit 119
Sicherheitsvorkehrungen, unverzichtbare 119
Singen 91
Sitzwache 109
Smoothfood als Espuma 73
Snoezelen 102
Sterbebegleitung, emotionale 109
Sterbebegleitung, pflegerische 108
Sterbebegleitung, spirituelle 109
Sterben 105
- Befindlichkeit Sterbender 107
- Erleben, verändertes 106
- Medikamenteneinsatz 107
- Pflegeeinträge 106
- Pflegende, alleingelassene 105
-, stummes 108
Stolperfallen 90
Stuhlinkontinenz 79
Stürze 89
Supervision 102

T

Tag-Nacht-Rhythmus, gestörter 94
Takt-Klopfen 91
Tangles 35
Tanz 91
Tau-Anhäufung 35
Toilettengang 81
Trauern 69
Traurigkeit 29, 93
Trazodon 98
Trinken *siehe* Essen und Trinken
Trost 69

U

Überforderung 19, 29, 47, 59, 81, 95, 100
Übergriff 19, 60
Überwachung, elektronische 122
Uhrenzeichnung 19, 39
Umherlaufen 55, 92, 93, 94
Unbewusstes 26
Unruhe 20, 29, 54, 55, 93, 94
Unruhe, terminale 107
Urininkontinenz 79

V

Validation nach Feil 65
Venlafaxin 98
Verfahren, multisensorische 102
Verhalten, herausforderndes 93
Verhalten, sozial unangemessenes 94
Verlorenheit 29
Verpflegung *siehe* Essen und Trinken
Verpflegungssituation, familienähnliche 102
Versunken sein 48, 55
Vertrautes fremdes 48
Vokalisationen, dysruptive 50, 55

W

Wahn 20, 29, 52, 54, 55, 93, 94, 95, 101
Wahrnehmung, muskuloskettale 61
Wahrnehmung, nicht mehr bewusste 28
Wandering *siehe* Umherlaufen

Waschen und Ankleiden 57
- Alltagshandlungen, gelöschte 57, 58
- Anpassungen und Diskretion 60
- Basale Stimulation 62
- Berührung und Sinnesreize 61
- Körperhygiene, nicht selbst bezogene 59
- Pflegeablauf, vereinfachter 61

Waschungen, rhythmische 61
Wertschätzung 65
Wesensveränderung 18, 27
Wohlbefinden, subjektives 17
Wohneinheit, kleine übersichtliche 118
Wohnform 117, 118
Würde 19, 119

Z

Zusammenleben, schwieriges 21
Zustand, dissoziativer 18
Zustände, subjektive 17
Zuwendung 20
Zwangsverhalten 95
Zyanose 108

Der Meilenstein der Pflege von Menschen mit Demenz

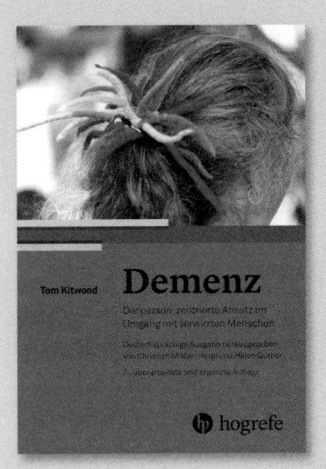

Tom Kitwood
Demenz

Der person-zentrierte Ansatz im Umgang mit verwirrten Menschen

Deutschsprachige Ausgabe herausgegeben von Christian Müller-Hergl / Helen Güther.
Übersetzt von Michael Herrmann.
7., überarbeitete Auflage 2016.
344 S., 25 Abb., 6 Tab., Kt
€ 29,95 / CHF 39.90
ISBN 978-3-456-85674-2
Auch als eBook erhältlich

Demenz und Altersverwirrtheit gehören zu den häufigsten Erkrankungen im Alter. Bücher über Demenz gibt es wie Sand am Meer, aber das Buch des britischen Psychogerontologen Tom Kitwood wurde wegen seines radikal anderen Ansatzes in Großbritannien und im deutschsprachigen Raum begeistert aufgenommen. Die Philosophie und Leitidee Kitwoods basiert auf einem person-zentrierten Ansatz. Verbunden mit der Methode des „Dementia Care Mappings" hat er sich zu einem wesentlichen Behandlungsansatz in der Pflege und Betreuung von Menschen mit einer Demenz entwickelt.

www.hogrefe.com

hogrefe